赵清理学术经验集

ZHAOQINGLI XUESHUJINGYANJI

名医名方系列丛书

主编　张　楠　王振亮

中医古籍出版社
Publishing House of Ancient Chinese Medical Books

图书在版编目（CIP）数据

赵清理学术经验集 / 张楠，王振亮主编 . -- 北京 : 中医古籍出版社，2025. 6. --（名医名方系列丛书 / 许二平主编）. -- ISBN 978-7-5152-2909-6

Ⅰ . R25

中国国家版本馆 CIP 数据核字第 2024T91Q04 号

赵清理学术经验集

张　楠　王振亮　主编

策划编辑　郑　蓉
责任编辑　郭翠娟
封面设计　LUCKY
出版发行　中医古籍出版社
社　　址　北京市东城区东直门内南小街16号（100700）
电　　话　010-64089446（总编室）010-64002949（发行部）
网　　址　www.zhongyiguji.com.cn
印　　刷　万卷书坊印刷（天津）有限公司
开　　本　710 mm × 1000 mm　1/16
印　　张　13.5
字　　数　197千字
版　　次　2025年6月第1版　2025年6月第1次印刷
书　　号　ISBN 978-7-5152-2909-6
定　　价　98.00元

《赵清理学术经验集》

编委会

顾　问：赵安业

主　编：张　楠　王振亮

副主编：王祥麒　张金玺　赵国詠

编　委：王植帅　张向东　赵国雅　赵文舜

简介

张楠 女，医学博士，副教授，硕士研究生导师。先后获得“河南省高等学校青年骨干教师”“河南中医药大学仲景青年教学名师”等荣誉称号。兼任世界中医药学会联合会仲景传承与创新专业委员会常务理事、中医临床思维专业委员会常务理事，中华中医药学会仲景学说分会委员，河南省中医药学会仲景学说分会秘书长。主要从事中医经典教学、科研与临床工作。主持或参与国家级一流本科课程1项，国家自然科学基金项目1项，省级课程建设与教学研究项目7项，省部级科研项目11项。获省级教学成果奖1项，厅局级教学成果奖4项。发表学术论文31篇，参编教材、著作19部，获国家发明专利3项。

王振亮 男，医学博士，教授，主任医师，河南中医药大学中医学院（仲景学院）伤寒学教研室主任。兼任中华中医药学会仲景学说分会副主任委员，世界中医药学会联合会古代经典名方临床研究专业委员会副会长，中国民族医药协会传统医药文化发展工作委员会副会长，中国民间中医医药研究开发协会仲景国医教育分会常务副会长兼秘书长，河南省中医药学会理事，河南省中医药学会仲景学说分会主任委员。主持国家自然科学基金项目1项，国家中医药管理局课题1项，教育部课题2项，省级课题3项，校级课题4项。获省级教学研究成果特等奖1项、二等奖1项，科技进步一等奖2项，市级科技进步一等奖1项。获国家发明专利4项，实用新型专利1项。主编或撰写学术专著15部，参编著作12部，公开发表学术论文68篇。

前言

《礼记》有言："良冶之子，必学为裘；良弓之子，必学为箕。"而具有悠久家传的中医学者，更为世人所乐道。南阳邓州赵氏"万寿堂"迄今已传至九代，是中原中医世家的典范。其中第六代传人赵清理教授，更是将邓州赵氏医学发扬光大，响彻宇内。

赵清理教授1922年出生于河南省邓县（现邓州市）师岗镇堰子里保小赵岗村一个中医世家，是河南中医学院（现河南中医药大学）的首批教授之一，全国首批老中医药专家学术经验继承工作指导老师。1958年河南中医学院成立后，他曾担任河南中医学院内科教研室主任、各家学说教研室主任、金匮伤寒教研室主任，兼任附属医院内科主任，是河南中医学院中医系的首任系主任，第一批硕士研究生导师。1985年赵老创办"张仲景国医大学"，该校以"注重中医经典，侧重仲景学术，强调中医思维培养"的特有教学模式，培养了数千名具有坚实中医学理论和临床功底的优秀中医人才，改变了传统的医学教育理念，成为中医教育改革的先行者和探索者之一，为中医药教育事业做出了巨大贡献，也为现在的中医教学改革提供了启迪。1991年被中华人民共和国人事部、卫生部、国家中医药管理局评选为全国500名老中医之一。1994年被评为"河南优秀教育世家""河南省优秀教师"，并获得"五一劳动奖章"。2007年11月14日，赵老因病去世，享年85岁。

赵老学医缘起创于1841年（清代同治初年）的"万寿堂"。其历世先祖秉持"仁心济世，仁术救人"的行医理念，以精湛的医术、崇高的医德享誉中原大地。赵老弱冠之年，遵家训立志学医，始诵四书五经和《尔雅》《幼学琼林》《古文观止》，后研《黄帝内经》《难经》《伤寒论》《金匮要略》《脾胃论》《内外伤辨惑论》《证治准绳》《临证指南医案》《兰室秘藏》《医宗金鉴》等医学典籍。坚实的古文国学基础，加之博览历代医家名著，为日后赵老成为医界巨匠奠定了基础。

孔子曰："言之无文，行而不远。"其意是唯锦绣文章方可流芳后世，笔者更愿意将其理解为不形成文字的精美语言，最终都会烟消云散。赵老毕生医学成就之精华，若不能付之梨枣，传之后学，必成医界一大憾事。为此，我们作为赵老门徒，广泛搜集其遗留医案，结合耳提面命之训，寒暑三易，终成《赵清理学术经验集》一册。其中第一章介绍赵老生平及主要成就，第二章讲述赵老的主要学术思想及郁证学派的形成渊源，第三章收录赵老临床医案，并附医话按语，第四章 49 首逍遥散加减方，既有赵老治郁证心血之凝练，更藏邓州赵氏家传之内容。书中有些药物现今已不再使用，或用法、用量有改变，但为保持赵老病案原貌，未作改动，仅供读者研究参考，不作为临床用药依据。赵老家传源远厚重，学术思想渊博深邃，临床经验独到奇特。然仙人已去，琳琅满目之姿，难览全貌，抱宝怀珍之处，冀可一窥。读者细研深读，定有醍醐灌顶之妙。

编　者

2023 年 8 月 28 日

目录

第三章　分科验案

第一章

生平介绍

1922年，赵清理出生于河南省邓县（现邓州市），赵氏六代行医，有名于乡里。由于耳濡目染，赵清理教授幼年（七岁）即对大量中药药性了然于心。其父赵玉亭送其至张集上私塾，因天资聪慧，刻苦努力，深得先生赞誉。后遵家训立志学医，扎扎实实随其祖父、父亲行医看病救人，始诵四书五经与《尔雅》等古文经典，后精研岐黄、仲景之学，并遍及历代诸家，古文国学基础扎实，中医药学功底深厚。赵清理教授笃厚仁善，医术精湛。志学之年（十五岁），即治愈堰子河北村产妇失血过多，针药并施使母子平安，在方圆几十里传为佳话，后先后应邀为邻里乡亲诊治疑难杂症或沉疴痼疾，使其医术日益精进，未及弱冠（二十岁）即享誉乡里。

1949年，河南邓县成立了人民医院，召集各村镇有一定医疗水平的医务工作者为全县广大人民群众服务。赵清理凭自己的真才实学被邀请到人民医院工作。

1957年，赵清理于开封市的河南省中医进修学校学习。

1958年，赵清理于北京中医学院进修学习。同年，河南中医学院成立，因急需中医教学人才，赵清理毅然回到了河南，担任内科教研室主任、各家学说教研室主任、金匮伤寒教研室主任，兼任附属医院内科主任。之后中医学院成立中医系，任中医系主任。在河南中医学院，赵清理德高望重，学验俱丰，是中医学院首批晋升的八位教授之一。

1985年，赵清理创办了“张仲景国医大学”，传承并发扬了深奥的医学理论，培养了数千名中医人才，改革了传统的医学教育。他与时俱进，历经几十年临床实践与观察，创新了中医新的理论——“郁证”学说，获得“医精德劭兴教育人”“杏林望重国医卫士”之赞誉。

1991年，赵清理被中华人民共和国人事部、卫生部、国家中医药管理局评选为全国500名老中医之一。

一、医以文远，哲通医贯

赵老弱冠之年，即遵家训，立志学医，祖父赵九云常以先祖赵常秀之训示之，即“不通文而不能治医”。因此父亲赵玉亭促其多病之体投三十里外的洋学堂——张集去读书，终因身体羸弱中途辍学，但祖父仍让其在家坚持攻读四书五经与《尔雅》《幼学琼林》《古文观止》等，每遇难解之字句，查阅《文成字汇》《康熙字典》《说文解字》《辞源》等家藏工具书，以晓为止。中华人民共和国成立后赵老在继续求学于“河南省中医进修学校”“北京中医学院教研班”时仍刻意钻研古典文学，以促其“通文治医”之路。

20 世纪 80 年代初，赵老任河南中医学院中医系主任之时，遂大力支持医古文教学，倡导本科生、研究生通晓古汉语，并多次向上级建议在中医院校允许招收文科生，该建议最终被采纳，最终中医院校在招收新生时可以“文理兼收”。

1985 年，赵老在他创办的张仲景国医大学里，首创中医院校招收文科生入学。该校由于重视古文教学，首届毕业生 136 名，先后考取硕士研究生达 67 人。赵老尝谓“文理不通，医理难明”。中医古籍文义深奥，古文基础不扎实，很难登堂入室，故文茂才能医理贯通，高屋建瓴。赵老对他带的研究生提出要求，在学好医古文的同时，熟读《古文观止》，最好能熟背数篇，这对研究中医大有好处。这样“上”能刻意钻研古典医籍，数其理论之渊源，源远则流长；“下”可旁通百家，择善而从之。况深研造诣者，须彰明论著，文不茂何能使医道流传于后世，造福于子孙，故医必文茂方能明矣、远矣！

况乎，一些经典著作朴素的唯物论和自发的辩证法思想奠定了中医学理论基础，这些哲学思想直接与中医学有关，更不可不通。如《易经》之大要是讨论宇宙间阴阳变化、消长盈虚的规律，指导与启蒙了中医学的阴阳学说，故古人有“医源于易”“不知易者不足以言医”等说法。赵老幼时读过《易经》，深明其理，在他创办的张仲景国医大学里组织编写了《易经选读》教材，在全国中医院校首先开设易经选修课，实践证明于学医者大有裨益。

二、倡言《内经》，法沛《伤寒》

赵老尝曰："为医之道，非《内经》不足以明其理，非《内经》不足以识其道。"然而，由于《黄帝内经》（简称《内经》）著述距今久远，文辞古奥，理论精深，含义秘隐，旁涉广博，初学者很难读懂。而赵老在研读《内经》上，是下过一番苦功的。在读的时候，不论懂与不懂，先反复朗读，直至熟练背诵。古人云"经书不厌千遍读，熟读精思理自知"，读书离不开思考，所以边读还要边想，不懂的字句，多读多想，贯穿上下文，推敲、琢磨，逐渐领会其意义，以后读得多了，背得亦多了，再加上不断地思考，一些经文的含义就慢慢地领悟了。

赵老在研读《内经》时，体会有两点：一是参读历代注家，如王冰开注《素问》之先河，其中有很多精辟高论，如"益火之源以消阴翳，壮水之主以制阳光"。还有马元台、张隐庵之注解，也有超乎前贤之处，如"因于气为肿，四维相代，阳气乃竭"，马、张二氏注四维为四肢，此注较王冰注为优。薛生白《医经原旨》简要易懂；徐灵胎《内经诠释》扼要适用；张景岳《类经》注释详细，分类周详，便于查阅；《难经》为解释《内经》之疑难而设问，结合学习，侧重记忆其理论原旨。二是根据《内经》中各篇之间的内在联系，只有前后参照，才能系统、完整地理解其深意，窥其理论全貌。

赵老认为，以上这种学习方法，不仅适用于《内经》的学习，同样适用于其他经典的学习。如《伤寒论》条文古奥，错简晦涩之处，实在难懂，学习时以柯韵伯《伤寒来苏集》、尤在泾《伤寒贯珠集》，与仲景原文相互参证，读而思之、思而再读，反复多遍，定有收获。再如陈修园《长沙方歌括》《金匮方歌括》中方歌铿锵顺口，或概括重点条文，或列举治法原则；既有药味组合，又详分量加减，对于理解、熟记条文、方药，大有帮助。

《伤寒论》中的方药，验之临床，无不著效，至于治方调剂，规律严谨，一药之差，或用量之变，则方名不同，治疗亦因之而异。《伤寒论》遣方用药，不仅是总结前人临床经验，亦有给后人以示范之意。因此，只有掌握了《伤寒论》辨证论治的精神，才能以不变应万变，得心应手，运用自如。正如陈修园云："伤寒愈读愈有味，经方愈用愈神奇。"

三、博采众长，治遵东垣

中医理论，博大精深，中医著作，汗牛充栋。赵老尝曰："为医者不可不读书，而且不可不多读书"，若徒执一家之言，以偏概全，则很难窥其全貌，得其精髓。因此赵老在研读经典著作的基础上，注意博览历代名家著作。中医学认为人在出生之后，主要依赖于脾胃运化、输布水谷精微以滋养全身组织器官，保障人体生长发育的需要。李东垣据此理论，认为"元气之充足，皆有脾胃之气无所伤……脾胃之气既伤，而元气亦不能充，而诸病之所由生也"。从而提出了"人以胃气为本""诸病由脾胃而生"的论点，主张以升阳益气、培土固本之法为治，实补前贤之未备，为调理脾胃之圭臬。赵老在熟读《脾胃论》《内外伤辨惑论》《兰室秘藏》等著作的基础上，逐步领会其秘旨。中医认为脾胃居于中焦，人体气机之升降，无不以脾胃为枢纽，而胃气乃是对脾胃功能的概括，脾胃升降失常，则五脏受病，变证丛生。故在治疗中，皆可调治脾胃以助胃气，使胃气有权则脏损可复。然东垣治脾胃立法处方却详于胃，用药偏于温燥升补，对胃气失降、胃阴耗伤等疾病的治疗，有其不足的一面，而叶天士"脾喜刚燥而恶湿，胃喜柔润而恶燥""脾宜升则健，胃宜降则和"之论，又补东垣之未逮。故赵老尝曰："我临证常重视脾胃，似源于东垣，而又不拘于东垣，当取各家之长，灵活变通，如是者方可获桴鼓之效。"例如治疗萎缩性胃炎一病，临证辨之，多属气阴两虚，往往因胃阴不足，津不化气，久之可渐及脾胃阳气受损，脾虚不运，故其治以升阳补脾气，滋阴养胃以降胃气。俾脾升胃降，阳生阴长，燥湿相济，中州自和矣。

赵老由于受东垣"人以胃气为本"学术思想的影响，在临床也常重视调理脾胃，处方用药多轻灵取效，对于慢性疾患、久病正衰主张"衰其大半而止"，不可过剂，以免损伤胃气。若胃气一败，危殆立至，不可不慎之！

四、刻苦探索，精勤不倦

中国有句古语："书山有路勤为径，学海无涯苦作舟。"凡是一门学问，要想掌握它、精通它，非得刻苦努力，下一番苦功不可。赵老在回顾自己业医所走过的历程时，深有感触地说："学中医，也与做其他学问一样，必须谨遵四个字，即苦、勤、恒、严。"

苦，刻苦也。古人云："宝剑锋从磨砺出，梅花香自苦寒来。"祖父赵九云尝曰："学问是从苦根上长出来的甜果。"赵老在开始学习中医时，白天在柜台前帮助切药、炒药，借以认药、辨药，读医书主要靠夜晚和早晨。祖父对赵老的读书时间，有严格要求，即"早诵一炷香，夜读一支蜡"，乍看来，早诵、夜读时间并不算太长，若要天天坚持，亦非易事。每当暑夏到来，坚持"早诵"是比较容易的，而天天"夜读"，则苦不堪言。酷暑之夜，天气闷热，常常汗流浃背，更苦恼的是蚊虫叮咬，令人难受。可是隆冬一到，夜读，尤其是早诵就更苦了。早上朗诵，必到户外，曰"接纳天地之精气，以启房扉"。若在风和日丽的日子倒好些，一旦是北风吼叫、雪花纷飞的天气，刺骨的寒风吹到脸上、手上像刀割一样，当时的情形就可想而知了。功夫不负有心人，赵老通读了《内经》《难经》《伤寒杂病论》

《神农本草经》《医宗金鉴》《证治准绳》等古典巨著；背诵了“四小经典”（《医学三字经》《药性赋》《汤头歌诀》《濒湖脉学》）及《内经》《伤寒论》等书中的重点条文，还有历代医家的至理名言，为后来的临床、教学打下了坚实的基础。

勤，即勤奋也。韩愈有句名言“业精于勤荒于嬉”，要想在学业上有所成就，就要勤勤恳恳、发奋努力。所谓“勤”，一是口勤，在此除了背诵以外，还要勤问。学问，既要学又要问，而且要不耻下问，有不懂的地方，就要向人求教，其他如随访患者，了解患者服药后有何反应，为下一步治疗提供依据，长此以往，也可丰富自己的医学知识。二是手勤，是指勤动笔，写笔记。读书要养成写笔记的习惯。我们在读书过程中，往往会遇到一些疑难处，自己苦思冥想也不得其解，这时要把它记下来，待以后问题弄懂了，再附录于后；或在读书时，触动灵感偶有所悟，也要随时记下来，这样坚持下去，大有裨益。三是勤思，孔子曰：“学而不思则罔，思而不学则殆。”读书要思考，因为中医学是以宏观的整体为对象，形象思维和演绎推理为指导而建立起来的理论体系，所以要掌握其精髓，就非得有一番端本寻支、溯流探源的逻辑思维过程不可，古人云“医者，意也”，就是这个道理。

恒，即长久也。荀子曰：“锲而舍之，朽木不折；锲而不舍，金石可镂。”中医理论深奥难懂，若没有坚忍不拔、锲而不舍的毅力，是很难学到精的。在开始研读《内经》时，尽管苦思冥想，不懂之处还是很多，这时一定要挺得住，熬过这一关。只要持之以恒、坚持下去，并作不懈的努力，终有一天会豁然贯通的，以后一通百通，学起来就容易多了。若没有“愈困愈奋，愈奋愈进”的精神，是绝对不行的。对此赵老语重心长地说：“要学好一门学问，必有恒乃成。而学习中医尤贵有恒，若仅靠道听途说，而一知半解，则将成庸医矣。”

严，即严格也。赵老习医，是跟其祖父学的，祖父既是长辈，又是严师，常用一副颇有旨趣的对联警示赵老，曰：“自古成人不自在，自在到老不成人。”因此，祖父经常检查他的学业，有时拿出《药性赋》，让赵老背一遍，有时拿来《内经》让赵老给讲上一段。在这样严师的教诲下，赵老平时就养成了严格要求自己的良好习惯。需要背诵的东西一定要背熟，需要理解的东西，反复阅读，博采旁涉，一字一句全部弄懂，达到一通百通，方肯罢休。

五、德师思邈，术正品端

赵老常谓：“医为仁术，乃人之性命所系，非敏达之士难学，无仁德之心难成。敏达之才必以德统，方能为医。”所以赵老提倡治医，一是要有动力，二是要有情操。

所谓动力，就是要有一个端正的学习态度。学医是为救死扶伤，“拯黎元于仁寿，济羸劣以获安”。仲景以“感往昔之沦丧，伤横夭之莫救”为动力，“勤求古训，博采众方”，著有千古不朽的名著——《伤寒杂病论》，故被誉为“医圣”。赵老常要求学生必须熟背仲景的《伤寒杂病论》序，以此作为学生治医的动力。有了正确的学医态度作为动力，才能发奋攻读，而后成为苍生之大医。

谈到“大医”，赵老更推崇孙思邈。他常说“医者必德师思邈”。孙思邈幼遭风冷，造医门，付药资，罄尽家产，于是精勤于岐黄而成“大医”。孙思邈成大医后，不以医术为资本，对有病而来求医者，提出“先发大慈恻隐之心，誓愿普救含灵之苦”“不得瞻前顾后，自虑吉凶，护身惜命。见彼苦恼，若己有之……一心赴救、无作功夫形迹之心，如此可为苍生大医，反此则是含灵巨贼”。赵老以此告诫学生，终生师之并勉励自己。他不仅是这样说的，也是这样做的。他为医品行端方，态度和蔼，对患者一视同仁，无论贫富贵贱，皆极力救治。新中国成立前，他行医乡里，颇受群众爱戴。新中国成立后，他组建联合诊所，进大医院，从临床诊病到执教于高等学府，乃至创办张仲景国医大学，殚精竭虑，历经余年，治病救人，兴学重教，待患者如至亲，教学办学培育新人。“医精誉中州，桃李遍天下”实不为过。然而凡到过赵老家的人，无不为他家里简朴、生活清贫所感动。赵老说：“孙真人说‘人命至重，有贵千金’，只要能治好一个病人，比家藏万贯还值钱。”这大概就是他“德师思邈，术正品端”的真实写照吧！

“峰回路转，借石攻玉”。从赵老身行言教的实事中，我们看到了一位名老中医的治学成功之路是怎样走出来的，并从中揣度出经验与方法，以有益于吾辈！

第二章 学术思想

赵清理教授在治病中，重于临证，勤于总结，洞悉郁证时行，百病皆源于郁，率而标新立异，自辟蹊径，以逍遥散钤百病，临床变化，如出奇兵，屡起沉疴，效如桴鼓。其洞彻病机，证治轻熟，理不悖内难，法不谬伤寒，对郁证的认识和逍遥散的变化应用，诚有大成之功。

赵老认为郁证不但由众多因素所致，成为众多疾病发展的结果，而且也是形成诸多疾病的重要原因。今人多发，而老者尤甚，盖其脏腑之气渐衰，脑髓渐空，情感脆弱，性格异常，加之社会环境等因素，多酿忧生悲，易于形成郁证。这是郁证发病逐渐增多的重要因素。反过来，郁证日久，气机升降失常，不利于脏腑功能的正常发挥，脑神失养，神明失主，气血阴阳乖戾，人则易于衰老，并多发他病。正如《素问·灵兰秘典论》云："主明则下安，以此养生则寿……主不明则十二官危……以此养生则殃。"此外，七情失调，气机郁滞，亦可致脏腑亏损，易招外邪；气机不畅，脉络受阻，气滞血瘀而致癌变。故宋《圣济总录》云："气血流行不失其常，则形体和平，无或余赘，及郁结壅塞，则乘虚投隙，瘤所以生。初为小核，寖以长大。若杯盂然，不痒不痛，亦不结强，方剂所治，治与瘿法同，但瘿有可针割也，而瘤慎不可破尔。"《外科正宗》亦云："忧郁伤肝，思虑伤脾，积想在心，所愿不得，致经络痞涩，聚结成核。"可见，郁滞结聚，不但影响气机的升降出入运动，对脏腑功能的正常发挥有极大的障碍，而且亦是癌症的重要致病因素。因此，对郁证进行经验总结，对人类的健康事业有很大裨益。

一、对郁证的认识和理论依据

郁证作为病名提出较晚，见于明代虞抟的《医学正传》，但有关郁的描述早在《内经》中就曾有明确记载。《素问·六元正纪大论》曰："郁之甚者，治之奈何？木郁达之，火郁发之，土郁夺之，金郁泄之，水郁折之。"对情志致郁的病机论述，《素问·举痛论》云："思则心有所存，神有所归，正气留而不行，故气结矣。"《灵枢·本病论》云："人忧愁思虑即伤心""人或恚怒，气逆上而不下，即伤肝也"。《金匮要略》亦有属于郁证的脏躁的论治，书谓："妇人脏躁，喜悲伤欲哭，象若神灵所作，数欠伸，甘麦大枣汤主之""妇人咽中如有炙脔，半夏厚朴汤主之"。《诸病源候论》亦云："结气病者，忧思所生也。心有所存，神有所止，气留而不行，故结于内。"指出忧思是导致气机郁结的原因。金元时期，开始明确把郁证作为一种独立的病证来论述。元代朱丹溪的《丹溪心法·六郁》亦将郁证作为一个专篇，"怫郁诸病生焉。故人身诸病，多生于郁"。他强调气血郁滞是导致许多疾病的重要病理变化，朱氏提出了气、血、食、火、湿、痰六郁之说，开创中医对郁证的认识和治疗方法。明代王履的《医经溯洄集》列有《五郁论》的专篇，其云："凡病之起，多由于郁。郁者，滞而不通之义，或因所乘而为郁，或不因所乘本气自病而郁者，皆郁也。"明确指出感受外邪及情志郁结可以成郁，并非五运独变，方可致郁。明代虞抟《医学正传》首先采用"郁证"作为病名。其以《素问·六元正纪大论》及《丹溪心法》为主要依据，所属郁证是包括情志、外邪、饮食等因素所致的广义上的郁。其书云："或七情之抑遏，或寒热之交侵，故为九气怫郁之候。或雨湿之侵凌，或酒浆之积聚，故为留饮湿郁之疾。"自明代以后，所论郁证，虽然包括外感致郁及情志致郁在内，但已经逐渐把情志所引起郁证作为郁证的主要因素。如明代徐春甫的《古今医统·郁证门》说："郁为七情不舒，遂成郁结。既郁之久，变病多端。"明确指出郁证的病因是七情不舒，并深刻认识到郁久可以出现各种各样的临床症状。孙一奎的《赤水玄珠·郁门》说：

“有素虚之人，一旦事不如意，头目眩晕，精神短少，筋痿气急。有似虚证，当先开郁顺气，其病自愈。”指出了体质虚弱是郁证发病的内在因素。张介宾更加详细对郁证进行了论述，《景岳全书·郁证》说：“凡五气之郁则诸病皆有，此因病而郁也。至若情志之郁，则总由乎心，此因郁而病也。”将五气之郁称为因病而郁，将情志致郁称为因郁而病。至清代叶天士治郁，多为情志致郁，治则涉及疏肝理气，苦辛通降，平肝息风，清心泻火，健脾和胃，活血通络，化痰涤饮，益气养阴等。对六郁间的关系也有论述，谓：“郁则气滞，气滞久必化热，热郁则津液耗而不流，升降之机失度。初伤气分，久延血分。”并且注意到精神治疗对郁证具有十分重要的意义，认为郁证全在病者能移情易性。

综上所述，对郁证的认识，历代医家各有发挥，“万寿堂”的传人们经过几代精思附会，对郁证的发病、病机进行了精辟的论述，执简驭繁，将治疗大法、遣方用药归为一元，即依一法统百法，用一方钤百病也。

二、七情致郁，郁生有因

疾病的发生，虽然是错综复杂的，但总不外乎机体本身条件和致病因素两个方面。

赵老认为，郁证的发生不只是外在条件、情志刺激、环境变化所致，也与脏腑之气的盛衰密切相关。

1. 素体多虚（抑郁体质）

体质，是个体在成长、发育和衰老过程中形成的机能、结构、代谢等综合表现。它决定了对某些致病因素的易感性及其产生病机变化的倾向性。正如《灵枢·五变》曾以斧金伐木为比喻论体质说：“木之阴阳，尚有坚脆，坚者不入，脆者皮弛，至其交节，而缺斤斧焉。夫一木中，坚脆不同，坚者则刚，脆者易伤，况其材木之不同，皮之厚薄，汁之多少，而各异耶？夫木之蚤花先生叶者，遇春霜烈风，则花落叶萎；久曝大旱，则脆木薄皮者，枝条汁少而叶萎；久阴淫雨，则薄皮多汁者，皮溃而漉；卒风暴起，则刚脆之木枝折杌伤；秋霜疾风，则刚脆之木根摇而叶落。凡此五者，各有所伤，况于人乎。”因此，素体抑郁，多思多虑之人，在诱因作用下，更易发生郁证。

2. 脏腑之气虚弱

脏腑之气即正气。中医学很重视人之正气，认为脏腑功能正常，正气旺盛，气血充盈，气机运行无碍，卫外周密，病邪难以侵入，疾病无从发生。《素问·遗篇刺法论》云：“正气存内，邪不可干。”在脏腑功能失调，其气虚衰的情况下，一方面，由于脏腑之气不足，功能失于正常发挥，无力疏利气血，则气机升降失常，而使气机郁滞，诸郁丛生，即《证治汇补》所谓“由本气自郁而生病者”。另一方面，脏腑之气虚衰，与对外界刺激的耐受性及其相关情志的敏感性密切相关。《灵枢·本神》云：“肝藏血，血舍魂，肝气虚则恐……心藏脉，脉舍神，心气虚则悲。”可见人之正气及脏腑之气不足，易使情绪不畅，抑郁成疾。正如《杂病源流犀烛》云：“诸郁，脏器病也，其原本于思虑过深，更兼脏气弱，故六郁之病生焉。六郁者，气、血、食、火、湿、痰也。”可见，机体的“脏器弱”是疾病发病的内在因素。

3. 情志刺激

情志是指喜、怒、忧、思、悲、恐、惊，即人们对外界刺激的客观反映。一般情况下，情志并不致病。如清代费伯雄所云：“夫喜、怒、忧、思、悲、恐、惊，人人共有之境。若当喜而喜，当怒而怒，当忧而忧，是即喜怒哀乐发而皆中节也。”而且人之情志舒畅，精神愉快，性情开朗则气机通畅，气血调和，脏腑机能协调，正气旺盛而不病。若情志不畅，暴受惊恐，或喜怒久伤，性情抑郁，精神苦恼，皆可使脏腑内耗，即喜伤心、怒伤肝、思伤脾、悲伤肺、恐伤肾，阴阳气血失调，气机郁滞不畅，而生郁疾。正如《杂病源流犀烛》云：“诸郁，脏气病也，其原本于思虑过深，更兼脏气弱，故六郁之病生焉。”

另外，赵老认为，生活条件、社会环境、工作场所、政治境遇与郁证的发生和发展也有非常密切的关系。狭隘之人，以细末之得失而酿疾，久经不愈；重利之辈，因尺寸之进退而伤情，瞬间而遭殃。斤斤计较，得陇望蜀，夫欲壑之深，未得平时，况平复求溢。心有不足，常生恚怒，何病不生？故人必气平心和、随遇而安，方可因知足而常乐，心自平常，五脏即安，何病之有？七情致郁，郁生百病，善摄生者，可不慎乎？郁证之生，七情最关，非唯成人，幼稚亦然。此一点，已引起胎幼教者之重视。今经生物学家证实，动物、植物等凡是有生命者皆同此理，况人类乎？故郁证之所以致，重在七情之变，这是认识郁证的关键，知此则“思过半矣”，亦所谓“纵不中亦不远”。

三、郁证的病因病机

郁证病因多端，病机复杂，致患繁多，“治不得要，鲜不徒劳。而其治要，必先明其机”。

1. 忧思郁怒，肝气郁结

肝主疏泄，性喜条达，忧思郁虑、愤懑恼怒等精神刺激，均可使肝失条达、气机不畅，以致肝气郁结而成气郁。此为郁之主要病机，因气为血帅，气行则血行，气滞则血瘀。气郁日久，影响及血，使血液运行不畅，甚至发生血瘀阻滞，则形成血瘀。若其血瘀，久则化火，会发生肝火上炎的病变，而形成火郁。津液运行不畅，停聚于脏腑、经络，凝聚成痰，则形成痰郁。郁久耗伤阴血，则可导致肝阴不足。

2. 情志不遂，肝气郁滞

有所愿不遂，精神紧张，家庭不睦，境遇不幸，忧愁悲哀，后长期伏案思索，使脾气郁结；或肝血不足，失于疏泄，肝气郁结，横逆侮脾；或水不疏土，均可导致脾失健运，使脾的消腐水谷及运化水湿的作用受到影响。若脾不能消磨水谷，必致食积不消，而成食郁；若不能运化水湿，水湿内停，凝为痰浊，则形成痰瘀；久郁伤脾，饮食减少，气血生化乏源，则可导致心脾两虚。此外，肝郁抑脾，可耗伤心气，致营血渐耗，心失所养，神失所藏，即所谓忧郁伤神。正所谓“悲哀忧愁则心动，心动则五脏六腑皆摇”。总之，郁证的病因虽多，机转亦繁，而总以肝气郁滞为病理症结。

四、郁证的诊断及预后

郁证的诊断，据其病史、性别、临床表现并不甚难。然而，病情是复杂多变的。由于郁证是由多种因素所致，并可以因郁转归多种疾病，所以要真正认识把握“郁”这一病机关键，做出正确的判断，进行有效治疗，在临证时决非易举。

赵老认为，百病皆与郁有关，或因情志郁结而致病，或因久病而致郁。有郁则五脏失和，久郁则五脏受损，阴阳气血逆乱，虚实寒热混淆。诊既难明，治则不中，故临证诊断，必详备勿失，四诊并参，问诊为要。医家弄玄虚而废问，病家以不问为上工，此皆大谬也。岂知医之明辨，基于四诊，非越人、华佗之才，岂能望而知之，况病之始末原委，患者性情环境非其人或其亲属，皆不得而知，如以不问为神技，岂非圣贤多谬，设问诊何为？世之庸医，所遗漏者甚多，皆其故炫己能，轻忽性命，自称俊快，误人深矣。故医者，必以待父母妻子之心以待患者，方可无误矣。

郁证既来源复杂，趋转繁多，故非详问细察不可以明之。只有通过问诊，察其情性，知其境遇，经旁证亲属，得其原委始末，参其脉症，多不难诊断。

一般来说，较典型之郁证多发于中青年女性。近年来，随着人口老龄化，临床中所见老年性郁证的发病率亦不断增长。这些患者，大多数有忧虑、焦虑、悲哀、恐惧等情志内伤病史。然而，郁证决不仅见于此。近年来，由于教育倾向上存在一些偏差，家长和教师对于知识和升学率的单一性追求，儿童和中小学生负担日重，精神压力日大，郁证患者亦明显增多。总之，由于诸多的社会和家庭的因素，郁证的发病几乎涉及整个人群。有资料证明，几乎所有的动物包括禽类甚至植物的生长、疾病、死亡都与“情志郁结”有关。这一点，似乎应该引起整个人类的重视。

郁证的临床表现多种多样。其共有的症状是气机郁滞所引起的气郁症状，如精神抑郁、情绪不宁、胸胁胀满疼痛等，这是诊断郁证的重要证据。在此基础上，继发其他的郁滞，则会出现一些相应的症状。如，血郁兼见胸胁胀痛，或呈刺痛，部位固定，舌质有瘀点、瘀斑或舌质紫暗。火郁兼见性情急躁易怒，胸闷胁痛，嘈杂吞酸，口干而苦，便秘，舌质红，苔黄，脉弦数。食郁兼见胃脘胀满，嗳气，口腻。若郁久伤神，心神不安兼见心烦心悸，悲伤欲哭，哭笑无常，以及痰气郁结于咽喉而见咽中如有炙脔等。这些对于郁证的诊断都有重要意义。

综上所述，郁证的诊断需要注意以下几点：四诊合参，突出问诊；旁证了解，病因环境；依据主症，推断病机；他法不效，从郁而治；肇非情志，久病成郁；失荣脱精，病必转归；法当细审，医之津梁。对于郁证的预后，“万寿堂”几代人的经验认为郁证是以情志内伤、脏气不足为主要因素，病变涉及肝、胃、脾等脏腑。除病体实、病变以气滞为主，常兼血瘀、化火、痰结、食滞等，故有“百病皆生于郁”。《丹溪心法·六郁》所谓：“气血冲和，百病不生，一有怫郁，诸病生焉。”经久不愈，则由实转虚，随其影响的脏腑及损耗气血阴阳的不同，而形成心、脾、肝、肾等亏虚的不同病变。如《类证治裁》云：“七情内起之郁，始而伤气，继必及血，终乃成劳。”

可见郁证久而不愈，损气及血，多可形成不治之症。今言“癌症”基于情志所因极多。因气机不畅，脏腑阴阳气弱，无力御邪，加之气滞、血瘀、痰阻、瘀血，即成癌症。据报道，肿瘤内科患者，在发病前有明显郁证表现者占72%。大量医学临床研究结果表明，不少癌症患者患病前曾有较长时间的情绪刺激或重大的精神打击，以致心情抑郁。所以有人指出情绪抑郁可能是癌细胞的“促活剂”。另外，抑郁表现的情绪波动、急躁易怒等精神状态，可使高血压、冠心病以及诸多疾患的病情加重或恶化，甚至可导致一些患者死亡。

五、郁证的治疗

郁证是气机郁滞所致之病，虽有气滞、血瘀、痰结、火郁、湿蕴、食积等病理产物，甚至久郁伤神的神志异常之症，而病理症结，总不离“气”“郁”二字。而肝主生发、主疏泄，能调畅气机；脾主运化，是气机升降之枢纽。肝脾对气机的调节功能又相须相因，故调理肝脾是治疗的大法。正如清代蒋发的《神医汇编·内科郁》所论：“大凡六郁之病，皆本于肝脾两经。”清代周学海的《读医随笔》亦云：“防病之气结、血凝、痰饮、腹肿、臌胀、痉厥、癫狂、积聚、痞满、眩晕、呕吐、呃逆、咳嗽、哮喘、血痹虚损，皆肝气不能舒畅所致也。”清代冯兆张的《冯氏锦囊秘录·杂症》又云：“郁病多在中焦，中焦脾胃也，水谷之海，五脏六腑之主，四脏一有不平，中气不得其和，而先郁矣。”所以，调理肝脾是治郁之道。临床实践中，以调理肝脾为治郁大法，随证变化，统治诸郁。

逍遥散出自《太平惠民和剂局方》，系《伤寒论》之四逆散演化而来，专为治疗妇人因血虚肝郁而致诸病所设。治血虚劳倦，五心烦热，肢体疼痛，头目昏重，心烦颊赤，口燥咽干，发热盗汗，减食嗜卧，及血热相搏，月水不调，脐腹胀痛，寒热如疟；又疗室女血弱阴虚，荣卫不和，痰咳潮热，肌体羸瘦，渐成骨蒸，所以“逍遥”命名。正如王子接曰：“逍遥，《说文》与‘消摇’通。”《逍遥游》注云：“如阳动冰消，虽耗不遏其本，舟行水摇，虽动不伤其内。”比之于医，消散其气郁，摇动其血郁，皆无伤乎其正气也。故前人列其于和剂之中，可知逍遥散具有疏肝解郁之意，肝郁开解，脾虚得健，血虚得养，气虚和畅，而肝郁脾虚之病证则愈，故以“逍遥”命名。

仲景曰：“见肝之病，知肝传脾，当先实脾。四季脾旺不受邪，即勿补之。中工不晓相传，见肝之病，不解实脾，唯治肝也。”（《金匮要略·脏腑经络先后病》）逍遥散为疏肝解郁之要方，治郁首选。盖肝为五脏之贼，其病而克伐他脏，然木郁而首犯脾土，故仲师名言相传。以示上工治未病之意。虽未言及他脏，但举一而反三，其理同也。方中茯苓、白术之属，皆有“当先实脾”之意。论郁证而不知相传，治郁证而不知防变，见变证而不知根，皆下工之属，岂可妄言医道。

后世医家薛己《内科摘要》加牡丹皮、栀子，本方明曰：“加味逍遥散即今之丹栀逍遥散，治肝脾血虚发热，或潮热、晡热，或自汗、盗汗，或头痛目涩，或怔忡不宁，或颊赤口干，或月经不调、肚腹作痛，或小腹重坠、水道涩痛，或肿痛出脓、内热作渴等症。”实为后世逍遥散变法的楷模。

赵老集其毕生之经验，法沛古人，深体深悟，察今人诸脏之郁皆源于肝，而百病皆源于郁，逍遥散非唯肝郁而设，随圆变加减，以一法而治五脏，以一方而钤百病，盖知其病机所在、传变之理也。

六、逍遥散为治疗郁证的首选方

处方：如下。

甘草（微炙赤）半两，当归（去苗锉微炒），茯苓（去皮白者），白芍一两，白术一两，柴胡（去苗）一两。

用法：上为粗末，每服两钱，水一大盏，烧生姜一块切破，薄荷少许，同煎至七分，去滓热服，不拘时候。

现代计量：甘草（炙）15 g，当归（微炒）、茯苓、白芍、白术、柴胡各 30 g。

现代制服法：共为散，每服 6 ～ 9 g，煨姜、薄荷少许，水煎汤冲服，每日 3 次。亦可水煎服，用量按原方比例酌减。

方解：肝为藏血之脏，性喜条达而主疏泄，体阴而用阳，若情志不遂，肝木失于条达，或阴血暗耗；或生化之源不足，肝体失养，均可导致肝气郁结不疏。或肝郁化热，热伤阴津；或肝气横逆，乘侮脾土，以致脾失健运；或肝郁血虚疏泄不利，气血失于和调，故诸症纷生。方中柴胡疏肝解郁，味苦性平，入肝、胆经，能疏肝解郁而宣畅气血，以主肝木疏泄条达之性。归、芍养血柔肝，当归甘辛苦温，入肝、心、脾经，能养血利血，以补肝之体，且当归又有和血调血之功，以上二药，既补肝之体，又和肝之用，作用并治，可敛肝气之横逆。肝郁脾虚之证，又当配伍益气健脾之品实土，白术味苦甘性温，归经脾胃，能益气补中、健脾燥湿。茯苓味甘性平，入脾胃，能健脾补中、利水渗湿。二药合用，培补脾胃而祛湿，脾胃健则能运化，气血生化有源，则肝得所养，共为臣药。生姜味辛性微温，入肺、脾经，煨过之后，温胃和中之力益专；薄荷辛微凉，入肺、肝二经，用之少许，乃借辛散之性，以助柴胡疏肝解郁之力，其凉性又可清解肝郁所化之热，共为佐药。甘草色黄味甘，炙之则性温，可助白术益气健脾补中，配伍白芍又能柔肝缓急止痛，是为使药。如此配伍，既补肝体，又和肝用，气血坚固，肝脾并治，立法全面，用药周到，诚为调肝理脾、开郁散结之首方。

张秉成《成方便读》即云："夫肝属木，乃生气所寓，为藏血之地，其性刚介，而喜条达，必须水以涵之，土以培之，然后得遂其生长之意。若七情内伤，或六淫外束，犯之则木郁而病变多矣，此方以当归、白芍之养血以涵其肝，苓、术、甘草之补土以培其本；柴胡、薄荷、煨生姜，俱系辛散气升之物，以顺肝之性，而使之不郁。如是则六淫七情之邪皆治，而前证岂有不愈者哉！”

逍遥散为调肝理脾之方，能疏肝解郁、养血健脾、调畅气机，为治郁首选。因肝藏血，性喜条达，主疏泄，体阴而用阳，具有升发的生理特点，是调畅全身气机，推动血、津液运行的重要脏器。因此，肝的疏泄功能对于气的升降出入起着调节作用。肝的疏泄功能正常，则气机调畅、气血和调、经络通利，脏腑器官等活动也就正常和调。如果肝的藏血功能失常，则肝失其养，难以维护肝的疏泄功能，而致气机不畅，气机郁结，出现胸胁、两乳或少腹等的胀痛不适等病理现象。血的运行和输布代谢也赖于气的升降出入运动，因此气机郁结，会导致血行障碍，形成血瘀，或为癥积肿块，在妇女则致经行不畅、痛经、经闭等；影响津液输布代谢，则会生痰、聚饮，或因痰阻经络而形成痰核，或因水停而成臌胀。气机不畅，水不疏土，则会使脾不升清，运化失健，而致腹胀，中满，便溏，泄泻。肝气郁胆，则胆汁分泌与排泄异常，而使脾不转运，出现胁下胀满、疼痛、口苦、纳呆，甚至黄疸。气机不畅，扰乱心神，不能调畅情志，则肝气郁结、心情抑郁，日久亦可化火，后上刑于肺，或下扰于肾，而致五脏失和。故有“肝为五脏之贼”之说。此实与肝主疏泄、调畅气机之功相关。另外，脾主升清，居中焦，属土，是气机升降之枢纽，又为气血化生之源，故脾气健则血充源足，肝亦得养，而疏泄功能正常。反过来，肝主疏泄，不失其养，不克脾土，则脾运即健。如此则当升者升，该降者降，气机调畅，百病不生，故肝脾和调是治郁之本。逍遥散能养血调肝，健脾助运，故为治郁首选之方。

然而，郁证之候，多繁而杂，可谓“一有怫郁，百病生焉”，故谓“百病皆生于郁”。赵老遵仲师“有是证，使用是方”“添一证，即添一药”“随证治之”之法，最讲切中病机。因郁证既成，则气机升降失常，气、血、津液的输布，脏腑、经络、器官功能均可发生障碍，如是即诸症蜂起，临床辨治，如苍茫之海，无人问津。

赵老崇尚“木郁是五郁之首，气郁乃六郁之始，肝郁为诸郁之主”之说，借“疏肝解郁”以愈诸郁之法，运用逍遥散灵活化裁。郁证纵有多端，或气滞，或痰结，或瘀血，或湿蕴，或食积，或郁火，而症结则为气机不畅。治疗或疏肝，或散结，或养血，或健脾，或活血，总不离乎开郁解郁，郁解则气机条达、气血和调，当升者升、当降者降，当变化者则变化，随之则痰消，瘀结散而一如其常，可谓执简驭繁，博而能约，堪称逍遥圆机活法。临证把握病机，守一法应百法，执一方而愈诸病，正所谓“知其要者，一言而终”，贵在得其要也。

七、逍遥散历代变法应用

逍遥散的功效如前所述，历代医家各有发挥。

1. 丹栀逍遥散

丹栀逍遥散的原名加味逍遥散，系明代薛己《内科摘要》载方。即原方加牡丹皮、栀子各一钱，水煎服。具有疏肝理脾、和血调经之功效，主治肝脾血虚、化火生热，或烦躁易怒，或自汗盗汗，或头痛目涩、小便涩痛等。正如张秉成《成方便读》所云：“本方加丹皮、黑山栀各一钱，名加味逍遥散，治怒气伤肝，血少化火之证。故以丹皮之能入肝胆血分者，以清泄其火邪，黑山栀亦入营分，能引上焦心肺之热，屈曲下行，合于前方中，自能解郁散火，火退则诸病皆愈耳。”薛己用本方“治肝脾血虚发热，或潮热、晡热，或自汗，或头痛目涩，或怔忡不宁，或颊赤口干，或月经不调、肚腹作痛，或小腹重坠、水道涩痛，或肿痛出脓、内热作渴等”。

医案 1

刘某，女，43 岁，事业单位职工，1986 年 10 月 14 日就诊。

患者 1 年来每次经来之前必发口腔溃疡，经后渐渐好转，患者一直发病，如此反复，多方求治无效，近期加重，疼痛难忍，绵绵不愈，影响吃饭说话，十分痛苦。症见：心烦失眠，胸闷，胁满，善太息，饮食无味，口干而苦，舌尖边红，有溃疡点 3 ～ 4 处，边白中红，脉弦数。

辨证：肝郁化火，循经上传。

治法：疏肝理脾，清肝泻火。

处方：丹栀逍遥散。

牡丹皮 10 g	栀子 10 g	白术 10 g	茯苓 10 g
当归 10 g	白芍 10 g	柴胡 10 g	薄荷 6 g
甘草 6 g			

3 剂，水煎服。

二诊：服上方 3 剂后，诸症大减，口腔溃疡点缩小，效不更方，经服 3 剂而愈。热伏血分日久，嘱其于下次月经前 5 天再服上方 3 剂，连用 3 个周期，追访 1 年未再复发。

按： 此案先是周期性发病，继而绵绵不愈，赵老“治病求本”，认为是肝郁化火，热伏血分。盖肝藏血，脾统血，心主血，舌为心之苗，肝失疏泄，郁而化火，热随血动，是以月经来临之时循经上炎，随血外泄而发病，其本在肝，其病在血，其发在经。

医案 2

周某，女，38 岁，农民，1989 年 10 月 6 日就诊。

患者 1 个月来经血不止。西医用激素，中医用补气摄血、固肾止血等法不效，而来求诊。症见：胸闷，腹胀，头晕，心悸，经血淋漓不断、时多时少，舌边红无苔，脉细芤。

辨证：肝郁化火，热迫血溢。

治法：疏肝清肝。

处方：丹栀逍遥散。

白术 10 g	茯苓 10 g	当归 10 g	牡丹皮 10 g
栀子 10 g	白芍 12 g	柴胡 10 g	薄荷 6 g
甘草 6 g			

3 剂，水煎服。

二诊：服上方 3 剂后，血止热退。恐其余邪未清，予逍遥丸 2 瓶，每服 6 g、每日 3 次以善其后，追访 1 年未复发。

按：本案“经血”属肝郁化火所致，亦用丹栀逍遥散治愈。其病虽有上下之分，然其病机则一，中医辨证施治、治病求本的理论思想，也是赵老异病同治之法运用的具体体现。

2. 黑逍遥散

黑逍遥散系《医略六书·女科指要》载方，即逍遥散加生地黄或熟地黄而成，具有疏肝健脾、养血调经的功效。适用于肝郁脾虚而血虚偏重者。主治肝脾血虚，临经腹痛，脉弦虚者。

本方与加味逍遥散所治不同。血虚固可生热，肝郁亦能化火。加味逍遥散之治既有肝郁，又有血虚化火生热，所以增见诸症。此时单用逍遥散治疗，已不足平其火热，所以加牡丹皮泻血中伏火，栀子泻三焦之火，导热下行，兼利水道。二药皆入营血，故治血虚有热之月经不调。而丹栀逍遥散加地黄，治逍遥散证而有血虚较甚者，若血虚而生内热者加生地黄，血虚加熟地黄。

医案

王某，女，45岁，农民，1980年10月6日就诊。

患者近3个月来经常头晕，发作时天旋地转，经期尤甚。西医诊断为梅尼埃病，用药不效，中医益气补肾补血，其效甚微。症见：面色萎黄，两目紧闭，头晕目眩，起则尤甚，时时叹息，舌淡脉细弦。

辨证：肝郁血虚。

治法：疏肝健脾养血。

处方：黑逍遥散。

白术10g	茯苓12g	当归10g	白芍15g
生地黄15g	熟地黄15g	柴胡10g	薄荷6g
甘草6g	生姜10g	大枣2枚	

3剂，水煎服。

上方服3剂后，已能起床行走，但不能持久，继服3剂而愈。嘱其于每月经前服3剂，连服3个月。

按：本案赵老抓住病机是肝郁乘脾，脾虚化源不足又致阴血亏虚，故在疏肝健脾的基础上加用生、熟地黄养阴补血而获效。

第三章 分科验案

第一节 外感病

一、感　冒

医案 1

崔某，男，64 岁。

患者素体湿盛，每次感冒，前医多用辛温散寒、益气解表之剂，治之无效，后求诊于赵老。见鼻塞声重，头重如裹，咳嗽喷嚏，清涕不已，肢体酸楚沉困。伴胸闷呕恶，纳呆少食，口苦微渴，舌苔厚腻，脉浮紧不数。

辨证：风寒夹湿型感冒；素有内湿，复受外邪。

治法：解表祛湿，疏风散寒。

处方：九味羌活汤加减。

羌活 6 g	苍术 9 g	焦山楂 15 g	防风 9 g
细辛 3 g	川芎 9 g	白芷 6 g	黄芩 9 g
藿香 6 g	陈皮 9 g	茯苓 9 g	甘草 3 g

2 剂，水煎服。

2 剂而愈。

按：患者群症叠见，依其头重如裹、肢体酸困、胸闷呕恶及舌苔腻等，断其为风寒夹湿为患，有湿不投祛湿之剂，而专以辛温宣散，其邪何以得除？大剂参、芪，专事温补，致湿内结，闭门留寇，病安能除？证不明辨，药不对证，难怪罔效。今观其证情，察其舌脉知为湿感之体，感受外邪，因此用解表散寒、祛风胜湿的九味羌活汤加减治疗，迅速获得痊愈。

医案 2

聂某，女，43 岁，工人。

患者素体虚弱，常患感冒，畏寒肢冷，每年棉衣早穿晚脱，近又感冒持续月余不解。症见：恶寒，头痛，咳嗽，畏风自汗，身倦乏力，面色苍白，语声低弱，四肢欠温，二便正常。舌淡、少苔，脉沉细无力。

辨证：阳虚外感。

治法：助阳解表，敛肺止咳。

处方：玉屏风散加味。

党参 9 g	白术 9 g	桂枝 9 g	荆芥 9 g
防风 9 g	黄芪 12 g	细辛 3 g	炙甘草 6 g
制附片 9 g			

3 剂，水煎服。

二诊：自汗已止，肢体觉温，头痛减轻，唯咳明显。予前方加前胡 9 g，白果 9 g，再进 3 剂。

三诊：服药后已不畏寒，咳嗽时或一发。诊脉左缓右沉迟，继用温阳补中。嘱服附子理中丸，以善其后。经服附子理中丸 3 盒，身体渐渐康复，2 年来未曾再感冒。

按：本体虚弱，阳虚卫外不固，故平常易患感冒，此次感冒月余，汗后不解，腠理空虚，玄府洞开，卫阳不固。故先用玉屏风散加附子、桂枝等，温阳益气固表。俟营卫得谐，见咳嗽仍著，遂于方中投入前胡、白果，宣肺止咳。诊其脉尚未复常，为巩固疗效，又改用温阳补中之丸剂以缓调养后。若不辨体质，不究虚实，滥用一般治疗感冒之解表通剂，则表阳愈虚，卫阳不固，病必不解，此病随体异而用药不同之显例矣。

医案 3

刘某，男，28 岁，1990 年 4 月 27 日就诊。

患者于 1989 年 3 月患感冒，曾服用解热镇痛药，始小效，但汗出不彻，仍头痛、身痛，继而加大剂量，1 次服复方阿司匹林片 2 片，饮姜汤一大碗，覆被取汗，少顷周身涔涔汗出，又饮红糖水一碗，须臾，全身汗出如水洗，湿衣沾被。第 2 天头痛、身痛已减，自觉病愈。以后，稍有劳作，即见汗出，因余无不适，未予理会。一日，下地回家，自觉劳累，卧床稍息，不意入睡，一觉醒来，即觉头痛不舒，周身酸懒，服安乃近等药，如此缠绵至今。舌淡、苔薄白，脉缓而无力，右脉尤弱。

辨证：气虚自汗，体弱感冒。

处方：健身固表散。

黄芪 40 g　白术 20 g　防风 20 g　百合 40 g　桔梗 30 g
上药研为细末，每次 9 g，开水冲服，每日 3 次。

于服药后第 6 天，患者欣然来告，自汗已止，感冒已愈。为巩固疗效，又嘱其按照原剂量，每日服 2 次，继服 7 天，迁延年余之痼疾遂获痊愈。

按： 本方是赵清理教授运用补益脾肺之法治疗体虚感冒之经验方。凡属习惯性感冒，或感冒多次发汗，汗出过多，损伤卫阳，致表虚不固，常自汗出，感冒时作，数月不愈者，皆可以本方治之。若素有慢性鼻炎而见鼻塞不通者，可加辛夷 15 g；若兼有头痛者，可加紫苏叶 10 g，羌活 10 g；若见咳嗽吐白痰者，可加橘红 10 g，半夏 10 g，杏仁 10 g；若兼心慌气短者，可加太子参 12 g，麦冬 10 g，五味子 10 g。

医案 4

王某，68 岁，1992 年 2 月 17 日就诊。

患者近几年来身体较弱，常常感冒，每次感冒往往持续 10 余日，有时经过治疗，症状稍有好转，但略受风寒，即又发作。此次感冒持续 20 余日，虽经多方治疗，时轻时重，一直未愈。症见：精神不振，恶寒发热，体温 37.8℃，头痛，鼻塞流涕，咳嗽，咳吐白痰，体倦乏力，气短懒言，食欲缺乏，舌淡、苔薄白，脉浮而无力。

辨证：肺气亏虚，卫外不固，风寒袭表，卫气被遏。

治法：益气补肺，解表散寒。

处方：参苏饮加减。

党参 12 g	紫苏叶 9 g	麦冬 12 g	五味子 10 g
荆芥 10 g	桔梗 12 g	前胡 10 g	陈皮 12 g
半夏 10 g	茯苓 15 g	细辛 3 g	甘草 3 g
生姜 3 片			

3 剂，水煎服。

二诊：服药 3 剂，寒热、头痛等症大减，体温 36.9℃，唯咳嗽，纳谷不馨，照上方加杏仁 10 g，焦三仙各 12 g，继服 6 剂。

三诊：患者欣然来告，曰诸症消失，饮食增加。为了增强体质，预防复发，嘱其服补中益气丸调理，随访半年，未见复发。

按： 本患年老体弱，卫外不固，邪易侵袭，故感冒屡发。盖肺主气，外合皮毛，职司卫外。若肺气亏虚，卫气不固，外邪侵袭，气虚托送无力，故邪不易除。方中用生脉散补肺益气，助紫苏叶、羌活、细辛以解表散邪；用杏仁、桔梗、前胡、陈皮、半夏、生姜以宣肺止咳；紫苏叶、茯苓以理气和胃。诸药合用以益气补肺、解表散邪，俾肺气得补，卫气得固，外邪祛而不得复来，数载之顽疾而得痊愈。

医案 5

某男，年已四旬。

患者平素身体健康，夏月患腹泻，数月乃愈。嗣后体质较弱，屡屡感冒，此次感冒迁延月余，虽经中西药治疗，仍时轻时重，终未能愈。症见：头痛，鼻塞，自汗，恶风，周身疲倦乏力，舌淡、苔白，脉浮缓。

辨证：卫阳不固，营卫不和。

治法：益气固表，调和营卫。

处方：玉屏风散合桂枝汤化裁。

生黄芪 20 g	白术 12 g	防风 10 g	桂枝 10 g
白芍 15 g	甘草 3 g	生姜 3 片	红枣 5 枚

3 剂，水煎服，每日 1 剂。

服药 3 剂，自汗即止，恶风消失，唯头痛，鼻塞，照上方加辛夷 10 g，细辛 3 g。3 剂，诸症悉平，为巩固疗效，又嘱其服用补中益气丸以调理之。

二、外感发热

医案 1

赵某，男，46 岁。

患者劳累过度，偶感风寒，而致头痛、发热、腹胀。经服复方新诺明、安乃近、酵母片，而头痛稍减，但腹胀如故，发热达40℃，又给予土霉素、阿司匹林、酵母片口服，并予以头孢菌素加生理盐水静滴。病情无减，遂加大头孢菌素用量，至3日病情不但无减，反而急剧加重，发热达41.5℃，并增咽喉肿痛，不能饮食，急邀赵老来治。症见：急性病容，面色潮红，咽红，扁桃体Ⅱ度肿大，发热稍恶寒，口渴不欲饮水，不思饮食，脘腹胀满，小便浑浊，大便稀溏，舌红、苔黄厚腻，脉滑数有力。

辨证：少阳郁热，湿热中阻。

治法：和解少阳，清热化湿。

处方：小柴胡汤加味。

柴胡 15 g	黄芩 12 g	法半夏 10 g	党参 9 g
连翘 9 g	藿香 10 g	草果 12 g	厚朴 10 g
佩兰 10 g	炒麦芽 10 g	甘草 3 g	

2剂，水煎服。

二诊：服完1剂，咽痛、腹胀减轻，稍思饮食，体温降至40.5℃。2剂服完，体温降至38.5℃，腹胀大减，咽喉红肿疼痛已较前明显减轻，可进食稀米粥，舌仍红，苔黄厚腻稍减，脉弦滑。效不更方，仍以小柴胡汤加味治之：柴胡12g，黄芩10g，法半夏10g，党参10g，藿香10g，佩兰9g，豆蔻6g，甘草3g。

三诊：服2剂，药尽而诸症皆平，唯觉饮食不振，咽喉仍轻度疼痛，遂以上方去藿香、佩兰，加木香3g，麦芽12g，以善功。

医案2

江某，男，70岁，1956年8月14日就诊。

患者自述8日前上班看车，天气闷热，中午因热未进饮食，下午6时左右，暴雨骤降，淋雨受凉，当夜即高热，体温39.5℃，后经多方治疗，寒热仍不解，邀赵老诊治。症见：身壮热，时有恶寒，汗出不止，渴不欲饮，食少便溏，胸闷，泛恶，舌红绛、苔白厚腻，脉濡数。

辨证：感受湿热，湿阻肌肤，热郁于中，湿热交阻，搏结为患。

治法：清热祛暑，解表化湿。

处方：白虎汤加苍术汤合三仁汤加减。

知母 12 g	石膏 20 g	杏仁 9 g	豆蔻 9 g	羌活 9 g
滑石 12 g	厚朴 10 g	藿香 9 g	苍术 12 g	陈皮 9 g
老姜 3 片				

1 剂，水煎服。

二诊：身热未除，泛恶大减，继上方再进 1 剂。

三诊：热势明显消退，胸脘泛恶已止，食少便溏，舌红而不绛，舌苔白，脉濡，治宜祛湿，佐以清热。处方如下：苍术 9 g，厚朴 9 g，制半夏 9 g，陈皮 9 g，茯苓 12 g，炒麦芽 12 g，黄芩 6 g，建曲 12 g，滑石 9 g，车前子（布包）12 g。1 剂，水煎服。

四诊：便溏已止，身困乏力，舌苔白，脉濡，属湿邪尚未尽化之证。上方去黄芩，加通草 9 g。3 剂，水煎服。尽剂后，遂获痊愈，休息 10 天后上班。

医案 3

孙某，男，38 岁，1992 年 10 月 12 日就诊。

患者素体健康，1 个月前因感冒头痛、发热，屡用解热镇痛、抗生素等西药及辛凉、辛温解表之中药，头痛等虽稍有缓解，但发热持续不退，且常有自汗出、恶风等，做各种化验检查，均未查出原因，如此迁延月余，体温常波动在 37.2 ~ 37.8℃，上午体温稍高，下午体温略降，周身疲倦乏力，口淡无味，口干而不欲饮水，舌淡、苔薄白少津，脉浮缓、重按无力。

又屡服小柴胡、青蒿鳖甲汤等剂而罔效。

辨证：营卫不和。

处方：桂枝汤加味。

桂枝 10 g	白芍 15 g	白干参 10 g	紫苏叶 6 g
甘草 3 g	生姜 3 片	红枣 4 枚	

3 剂，水煎服。

二诊：服药 3 剂，自汗减，体温始降，照上方加葛根 10 g。

三诊：又服 3 剂，体温降至正常，自汗、恶风等消失。为巩固疗效，照上方继服 3 剂，迁延月余之低热竟获痊愈。

医案 4

谢某，男，27 岁，1995 年 8 月 12 日初诊。

患者上个月感冒后，自服西药（不详）后痊愈，唯留心烦欲呕缠绵不解，曾服中药 10 余剂，效果欠佳。症见：心烦，恶心，口渴不欲饮，气短乏力，大便干结，但排便不难，舌红、苔少津，脉虚数。

辨证：胃中余热未清，胃失和降，气阴两虚。

处方：竹叶石膏汤化裁。

淡竹叶 12 g	石膏 12 g	半夏 10 g	麦冬 12 g
太子参 30 g	小米 30 g（布包）	大枣 3 枚	

3 剂，水煎服。

二诊（1995 年 8 月 16 日）：心烦消失，恶心减轻，大便不干，曾腹泻 1 次，舌脉同前。予上方加焦山楂 20 g，小米增至 60 g，继服 2 剂而愈。

按：竹叶石膏汤功擅清虚热，益气津。方中竹叶、石膏清热除烦以去热邪，人参、麦冬益气生津以补正虚，粳米和中养胃，半夏降逆止呕并调胃气。本方对热病后期余热未清、气阴两伤之证有较好效果。本案属气阴不足、胃中虚热未清之证，故用本方，药合证机，效如桴鼓。

三、湿温

医案

吴某，男，52岁，教师，1975年12月20日就诊。

患者于1975年12月，自觉低热，身倦无力，精神忧郁，经多次医治无效，后因重感冒，发热恶寒，骨节酸痛，日甚一日，逐渐陷入神志模糊状态，且持续抽搐，牙关紧闭，二目上吊。转送郑州市某医院急诊入院，观察3日，不能明确诊断，虽用降颅内压、抗凝疗法及呼吸中枢兴奋剂等多方治疗，高热仍持续不解，体温稽留于40℃左右，神志不清，求赵老诊治。症见：神志不清，昏不知人，呼吸气粗，痰声如拽锯，身热汗出，秽气熏人，二目上吊，牙关紧闭，腹胀，舌红、苔黄腻，脉滑数有力。

辨证：湿热壅盛，痰蒙心神之昏迷闭证。

治法：清热化湿，豁痰开窍。

处方：三仁汤加减。

藿香 12 g	佩兰 15 g	杏仁 9 g	豆蔻 9 g
滑石 30 g	郁金 12 g	黄芩 9 g	生薏苡仁 30 g
泽泻 12 g	陈皮 10 g	石菖蒲 12 g	板蓝根 60 g

1剂，水煎，鼻饲。

另急服安宫牛黄丸，1 日 3 次，每次 1 丸。

二诊（1976 年 1 月 5 日）：神志尚显清醒，但仍不识人，呃逆频作，喉中痰阻不利。照上方加丁香 6 g，旋覆花（布包）12 g。2 剂，水煎，服法同前。

三诊（1976 年 1 月 8 日）：神志略清，热退汗止，但腹胀仍著，呃声连连，喉中如有物梗阻。处方：代赭石 24 g，丁香 6 g，柿蒂 12 g，降香 9 g，炒莱菔子 15 g，厚朴 9 g，甘草 3 g，旋覆花（布包）15 g。4 剂，水煎服。

四诊（1976 年 1 月 12 日）：神志续有好转，但仍迟钝，咽部不利呃逆次数减少。处方：姜半夏 9 g，厚朴 9 g，紫苏梗 9 g，佩兰 12 g，生薏苡仁 30 g，豆蔻 9 g，柿蒂 15 g，陈皮 9 g，代赭石 15 g，茯苓 24 g，石菖蒲 12 g，泽泻 12 g，生白术 9 g。3 剂，水煎服。

五诊（1976 年 1 月 15 日）：神志已清，能言语，自述头部昏蒙，夜寐不安，身困无力，小便黄，嘱其停服安宫牛黄丸，拟三仁汤加浮小麦 30 g，远志 9 g。5 剂，水煎服。

六诊（1976 年 1 月 20 日）：自述头痛眩晕，自觉周围物体不停地旋转，胸闷腹胀，脉象略缓。处方：藿香 9 g，厚朴 9 g，佩兰 15 g，白术 9 g，生薏苡仁 30 g，陈皮 9 g，滑石 15 g，杭菊花 12 g，钩藤 9 g，枳壳 9 g，远志 9 g，淡竹叶 6 g，甘草 3 g。5 剂，水煎服。

七诊（1976 年 1 月 25 日）：头部仍觉昏蒙，眩晕稍减，伴见腹胀、失眠。上方去钩藤、枳壳，加龙眼肉 12 g，炒枣仁 15 g。10 剂，水煎服。

八诊（1976 年 2 月 14 日）：胸闷食少，时有呕恶，腰膝酸软无力。处方：生薏苡仁 30 g，佩兰 12 g，滑石 12 g，淡竹叶 9 g，北沙参 15 g，茯苓 15 g，当归 9 g，枸杞子 12 g，山茱萸 12 g，陈皮 9 g，姜半夏 9 g，甘草 6 g，谷、麦芽各 15 g。病势趋于稳定缓解，以后复诊，因症状相似，均以上方为主加减用药，见纳差，投以焦三仙；口咽干燥用二冬。

九诊（1976 年 4 月 10 日）：气短，神疲乏力，食少，舌苔薄白，脉濡细，治当健脾为主，辅以利湿。处方：党参 9 g，白术 15 g，茯苓 24 g，陈皮 12 g，生薏苡仁 30 g，滑石 24 g，佩兰 12 g，麦冬 15 g，淡竹叶 9 g，泽泻 12 g，神曲 12 g，谷、麦芽各 12 g，甘草 6 g。6 剂，水煎服。后均在上方的基础上，随症加减，续服至 6 月 12 日。

十诊（1976 年 6 月 12 日）：气虚，乏力，低热，头晕，腹胀，脉弦细无力，可下床走动 50 步左右。处方：沙参 15 g，石斛 15 g，玉竹 12 g，陈皮 9 g，生薏苡仁 30 g，茯苓 15 g，佩兰 12 g，神曲 15 g，滑石 15 g，石菖蒲 9 g，麦芽 15 g，菊花 12 g，甘草 3 g。水煎服。再方：黄芩 60 g，白术 30 g，防风 30 g，百合 60 g。共研细末，温开水送下。每服 10 g，每日 1 次。

十一诊（1976 年 9 月 26 日）：上方经服 3 个月，精神大有好转，无气短、腹胀之感，唯觉胸胁胀疼，纳差，脉细数。处方：柴胡 9 g，白芍 15 g，白术 9 g，茯苓 15 g，当归 12 g，丹参 30 g，川芎 9 g，黄芩 9 g，陈皮 12 g，川楝子 15 g，姜半夏 9 g，竹茹 12 g，郁金 15 g。嘱其如无不适可长期服用。

十二诊（1977 年 2 月 16 日）：精神良好，言语清楚，动作自如，能单独走数百米，食量增加，不呕不吐，二便正常，唯觉腰酸乏力，胸闷低热，手足心脱皮屑，舌红、少苔，脉细数。处方：生薏苡仁 30 g，豆蔻 6 g，茯苓 15 g，生白芍 30 g，郁金 9 g，白薇 30 g，陈皮 9 g，神曲 15 g，焦山楂 18 g，苇根 30 g，续断 30 g，荜茇 6 g，甘草 3 g，地骨皮 30 g。水煎服。嘱其平时生活要规律，饮食有节，注意适当的活动。患者遵嘱，边休养，边治疗，经调理 3 个月而愈。

按：本例属湿温重症昏迷。长期低热，迁延失治、误治，致使邪热久羁不解，炼津成痰，痰热上扰清窍而致昏迷。根据其病变的性质，可谓痰热型闭证。痰热互结，上蒙清窍，神明不用，故发为昏迷。证情急笃，濒于危亡，治当急施开闭通窍，清热化湿。故始即丸、汤并用，力挽颓势，俟神志清，遂弃安宫，拟清热化湿、豁痰开窍之剂持续服用。病至中后期，由于邪热渐退，大虚之象毕露，又急用调补气阴之品，使之渐复，终投养阴清热及健胃之法，以竟其功。坚持服用中药 1 年余，终使顽疾得除，复获新生。

第二节 肺系病证

一、咳 嗽

医 案

张某，男，46岁，1992年6月8日就诊。

患者元旦期间受凉感冒，发热恶寒，咳嗽，咳吐白痰，曾用青霉素及止咳化痰药等治疗，症状一度缓解。后又复感风寒，诸症又作，经西药治疗，寒热虽去，但咳嗽终未能除。胸透及胸部X线摄片均示：双侧气管炎。后又用抗生素及中药治疗，病情时轻时重，缠绵不愈。症见：患者精神不振，面部虚浮，虽时值盛夏，仍头戴帽，身着小棉袄，周身酸困不适，常觉背部发凉，咳嗽，吐痰清稀色白，口淡无味，纳谷不馨，舌淡、苔灰白而滑，脉浮紧。

辨证：外有表寒未解，内有水饮停聚。

处方：小青龙汤加减。

麻黄9g（先煎去沫）	桂枝12g	干姜9g	白芍15g
细辛3g	陈皮12g	半夏10g	茯苓15g
五味子12g	杏仁10g	甘草3g	

水煎服。

服药1剂，见周身出黏汗甚多，服药3剂后，棉帽、棉袄已脱去，咳嗽大减。照上方将麻黄改为炙麻黄。再服6剂，咳喘渐平，唯食欲缺乏，遂予香砂六君子汤加减，调理1周而愈，随访半年未见复发。

按：《素问·咳论》曰："皮毛者，肺之合也。"本患者为外感风寒，经久不愈，内舍脏腑，寒邪郁肺，气不布津，停聚为痰，壅塞肺窍，肺失宣降而致咳喘。方中麻、桂辛甘化合，可发散在表之风寒；姜、辛、陈、夏辛温入里，宣散、温化在内之痰饮；味、芍、草酸甘化合，旨在和营敛阴，又可监制麻、桂、姜、辛、陈、夏燥烈之性。如此一散一收，平衡阴阳，使表寒得散，内饮得化，而肺气宣畅，咳喘自平。

二、哮　病

医案1

苟某，女，35岁。

患者于1个月前感冒后出现咳喘不得平卧，渐次出现喉中痰鸣，呼吸困难，痰液黄稠，咳吐不利，口干而渴，面红唇紫，烦躁不安。诊为"急性支气管哮喘"。经吸氧、解痉平喘、化痰止咳等治疗后，疗效欠佳。查其舌红、苔黄，脉滑有力。

辨证：痰水壅盛，肺气不利。

治法：清热化痰，止咳平喘。

处方：麻杏石甘汤加味。

麻黄 4.5 g	杏仁 9 g	石膏 15 g	川贝母 9 g
全瓜蒌 9 g	茯苓 12 g	橘红 9 g	桔梗 9 g
桑白皮 9 g	前胡 20 g	甘草 3 g	

3剂，水煎服。

二诊：服3剂，喘息已平，唯时觉口渴，咳痰色黄，不易咳出。此肺部痰热未尽故也，仍以清热化痰为治，处方：麻黄3g，杏仁9g，石膏15g，川贝母9g，全瓜蒌9g，橘红9g，桑白皮9g，前胡15g，黄芩6g，甘草6g。6剂，水煎服，药尽而咳、喘、痰皆平，诸症悉除。

医案2

周某，35岁，1993年3月18日就诊。

患者1个月前因感冒日久未愈，后出现咳喘而不得平卧，渐次又见喉中痰鸣，呼吸困难，痰液黄稠，咳吐不爽，口干而渴，面红唇紫，自汗出，烦躁不安，诊为“急性支气管哮喘”。经吸氧、抗感染、止咳平喘等治疗，症状稍有缓解，但仍咳嗽、气喘，恶风畏寒，查其舌红、苔黄，脉滑有力。

辨证：风寒袭表，郁久化热，壅遏于肺。

治法：辛凉宣泄，清肺平喘。

处方：麻杏石甘汤加味。

麻黄5g	杏仁9g	生石膏15g	川贝母9g
牛蒡子12g	茯苓12g	橘红9g	桔梗9g
桑白皮9g	荆芥9g	甘草3g	

3剂，水煎服。

服药3剂，恶寒除，咳喘大减，唯觉口渴，咳痰色黄，不易咳出，此乃肺部痰热未尽故也，照上方将麻黄减为3g，再加黄芩6g，又服6剂，咳止喘平，诸恙息除。

按：本患者乃感冒迁延日久未愈，邪气久留不去，郁而化热、壅遏于肺，导致肺气宣降不利，上逆而为咳，升降失常则为喘。方中由辛温之麻黄，配辛甘大寒之石膏，以奏辛凉宣泄之效。伍以荆芥、牛蒡子既可助麻黄外散风寒，又助石膏内清里热。杏仁苦温以止咳平喘，更有川贝母、桔梗、桑白皮等宣肺化痰，使肺气之郁得以宣降，壅里之热得以清泄，外邪祛而营卫和，肺气宣畅而咳喘自平，故获佳效。

三、喘　病

医案 1

李某，女，38 岁，会计。

患者自述 12 岁时即患哮喘，年年发作，时轻时重，冬重夏轻，屡服中西药无效。1971 年夏求治于赵老。患者频吐清痰，自觉恶寒，饮食尚可，舌淡胖。

辨证：寒喘。

处方：如下。

麻黄 3 g	胡椒 3 g	车前子 10 g	杏仁 6 g
生姜 6 g	红糖 5 g		

外敷，每日 1 次。

上药共捣碎，加水少许拌匀，外敷于肺俞、肾俞穴处，并嘱其注意寒暖，慎防外邪，免致诱发。

患者遵嘱，不期 1 年而瘥，至今无复发。

按： 本外治药物，性质偏温，具有温肺化痰、止咳平喘的作用，主治哮喘经年不愈而证属偏寒者。方中麻黄、杏仁，温宣肺气，止咳平喘，为主药；生姜、胡椒温中和胃，以杜痰源，为辅；佐以车前子利水祛痰，廓清肺器；红糖性温，以除寒痰，味甘又可缓解喘发之急。诸药合而伍之，可宣肺祛痰以除肺金之实。气散痰消，气道通畅，哮喘自止。又因其病主要是肺脉经气不利，故敷药于其脉所行之肺俞穴，使药力直达病所，尽快发挥其治疗作用。

医案 2

王某，女，72 岁，城市居民，1977 年 12 月 3 日就诊。

患者患慢性气管炎多年，每逢冬令即发。近日发作时气急不得卧，气短，厚衣恶寒，目窠如卧蚕，胸脘痞闷，胃纳甚差，咳痰稀薄，时而呕吐痰涎，大便不成形，舌苔白滑，脉象濡弱。

辨证：此由素体阳虚，故遇寒则肺气不畅而气急；痰贮肺胃，故咳吐痰涎，气急不得卧；胃受痰阻故纳差；肾气虚则不能纳气，故气急、气短不得卧；阳气虚衰，肌肤失温，水液不化，故厚衣而恶寒，目窠见微肿。此乃脾失健运，水乱肠道之故也。肺虚则痰不易化，痰凝则胃络受阻，肺虚必及肾。

治法：根据“发时治上，平时治下”的原则，当先以治肺胃为主，不忘脾肾之虚。

处方：平胃散合六安煎，酌加补脾纳肾之品。

川厚朴 12 g	苍术 10 g	陈皮 10 g	半夏 10 g
茯苓 15 g	款冬花 9 g	五味子 10 g	杏仁 10 g
细辛 3 g	川贝母 6 g	芥子 12 g	甘草 3 g
核桃仁 15 g	白果 10 g	生姜 10 g	

6 剂，水煎服。

二诊：上方服 6 剂，诸症大减，胃纳增加，治当上下兼顾。处方：党参 12 g，白术 12 g，茯苓 15 g，干姜 9 g，熟地黄 12 g，山药 15 g，五味子 10 g，款冬花 9 g，胡桃肉 15 g，白果 10 g，陈皮 10 g，半夏 9 g，甘草 3 g，水煎服。

三诊：上方服 9 剂，食欲增加，大便如常，精神转佳，诸恙皆安。嘱其守二诊方，来年夏至后服 12 剂。随访数年，宿痰未再复发。

按：本例患者，素罹咳喘，宿痰多年，脾肾亏虚之故也。“脾肾为生痰之源，肺胃为贮痰之器”，正是本案例的全部症结所在。其治虽发迹于王氏之案，但此案胃阻纳呆之症较为突出，故用平胃散。但无大便后有血之脾肾极亏之症，故而不用炮姜、当归、阿胶等止血之品。本例发时肺胃痰阻较重，故先治上之脾胃，继则上下兼顾，最后治下，健脾温肾。此皆发于前人而有所悟也。

医案 3

张某，男，68 岁，1992 年 11 月 12 日就诊。

患者素有慢性支气管炎 20 余年。1982 年冬因受凉感冒，咳嗽吐痰，喘促气短，迁延月余未愈。以后常常胸闷，呼吸喘促，不能平卧，动则心慌气短，上唇发绀，下肢浮肿，经检查诊断为肺源性心脏病（急性发作），遂住院抢救治疗，2 个月后诸症缓解而出院。但以后每遇劳累或受凉即又发作，缠绵至今。近来因感冒又复发，用抗生素、止咳平喘等药而无效，经友人介绍特来就诊。症见：患者咳嗽阵作，咳吐白色黏液，呼吸喘促，动则尤甚，口唇发绀，心悸气短，自汗恶风，易于感冒，下肢浮肿，舌质暗淡、苔薄白，脉弦细而数。

辨证：心肺俱虚。

处方：如下。

红参 10 g（另炖）	麦冬 12 g	五味子 10 g	黄芪 15 g
白术 12 g	防风 6 g	炙麻黄 6 g	炙桑白皮 10 g
杏仁 12 g	陈皮 12 g	甘草 3 g	生姜 3 片为引

3 剂，水煎服，每日 1 剂。

服药 3 剂，咳嗽稍减轻，精神好转，虚汗仍多。照上方再加浮小麦 30 g，牡蛎 15 g。

又服 6 剂，诸症皆有缓解，后又在原方基础上稍作加减，共服药 40 剂，诸症基本消失。为了巩固疗效，赵老又处以红参 100 g，麦冬 20 g，五味子 100 g，黄芪 200 g，白术 120 g，防风 60 g，胎盘 2 个（焙干），共为细末，每日 2 次，每次 3 g，开水冲服。连续服用 3 个月，临床症状完全消失。1 年后随访未见复发。

按：本患者平素有肺心病史，每遇受凉或劳累即发作，胸部憋闷，呼吸喘促，不能平卧，动则心慌气短，平时易于感冒。赵老认为此为肺、心、肾通病，故用生脉散养心、补肺、固肾气（用红参），玉屏风散强卫固表，提高机体御邪能力，又佐麻黄、桑白皮、杏仁、陈皮等宣肺平喘、止咳化痰，改善呼吸功能，此乃标本兼顾之举。待症状缓解，又以生脉散合玉屏风散更加胎盘血肉有情之物大补真元，使元气充，外邪入侵之途被断，愈后之疾不再复作矣。

四、肺 癌

医案 1

李某，男，55 岁，农民。

患者于 1979 年 7 月因低热、呛咳、胸闷气短、食欲缺乏，到当地某医院就诊，经 X 线检查，发现右肺门下方有一卵形的阴影，约 3.0 cm×2.5 cm，边缘尚清晰，密度均匀，痰涂片检查发现癌细胞，确诊为“原发性肺癌”。经中西医治疗 3 个月，未见好转，遂于 1979 年 10 月 28 日来郑州某医院复查，仍确诊为“原发性肺癌”，乃求治于赵老。时咳嗽频作，痰稠、色黄量多，痰中带血，胸闷气急，发热口渴，但渴不多饮，纳少不馨，形神委顿，溲黄便溏，舌红、苔黄腻，脉滑数。

辨证：湿热毒蕴，壅盛迫于肺，有碍血行，肺失清肃，水津不布。

治法：清热解毒，祛湿化痰，佐以活瘀。

处方：二陈汤加味。

陈皮 10 g	清半夏 9 g	茯苓 15 g	杏仁 9 g
贝母 9 g	全瓜蒌 12 g	土茯苓 60 g	枳壳 12 g
红花 6 g	神曲 15 g	焦山楂 20 g	桔梗 9 g
甘草 9 g			

水煎服。

二诊（1979 年 12 月 25 日）：服上药 18 剂，病情好转，咳嗽有缓，痰量减少，且易吐出，痰中已不带血，胸痛稍减，饮食稍增，精神转佳，但因近日感冒，微恶风寒，自汗，头痛，鼻塞，身困乏力。此乃虚羸之人，气虚卫弱，腠理不密，邪客肌表所致。肺主一身之表，易为外邪所伤。况是肺病，若再外感势必影响原发病。本患“原发性肺癌”，服上方已显效，但为杜外邪侵袭，故除服上方外，另用玉屏风散加百合（白术 10 g，黄芪 20 g，防风 10 g，百合 20 g）合为散剂，冲服，日服 2 次，每次 6 g，以防治感冒，更嘱其将息适应，巩固疗效。

三诊：服药 50 剂后，诸症悉减，亦未再感冒。经 X 线摄片复查对比，肺部阴影比以前有明显缩小，守上方宜加扶正固本之品。处方：党参 12 g，白术 12 g，茯苓 9 g，陈皮 9 g，清半夏 9 g，杏仁 9 g，贝母 9 g，全瓜蒌 12 g，土茯苓 60 g，枳壳 9 g，红花 9 g，焦山楂 20 g，桔梗 9 g，神曲 15 g，甘草 3 g，水煎服，每日 1 剂。俟后酌情稍施加减，连续服药至今，病情已得到控制，仍予以观察治疗。

按：肺癌乃现代医学之病名，在中医学文献中，亦早有类似本证的记载。《杂病源流犀烛・积聚癥瘕痃癖痞源流》云：“邪积胸中，阻塞气道，气不宣通，为痰……为血，皆得与正相搏。邪既胜，正不得而制之，遂结成形而有块。”本证即内湿热毒之邪互结，久稽壅迫于肺所致，故用二陈汤以燥湿化痰，理气和中，使脾气得和，湿无所聚，痰无由生；复用瓜蒌、贝母、桔梗，以蠲热痰；土茯苓清热利湿解毒，量大任重功专；独取红花活血祛瘀之目的，复诊酌加益气之品，皆在扶正固本。由于坚持用药，故能较满意地控制病情。

医案 2

王某，男，60 岁，干部，1975 年 7 月 13 日初诊。

患者于 1975 年春，因咳嗽，胸痛，咳痰带血，全身浮肿，到郑州市某医院求治，被疑为“肺结核及肺部肿瘤”。因 X 线摄片不清晰，故按肺结核治疗数月，疗效不佳，病情持续加重，出现杵状指。后经上海某肿瘤医院检查，胸部 X 线摄片见左肺有 6 cm 大小、形似鸡卵的阴影，遂确诊为“肺癌”，建议手术治疗。家人恐其体质消耗日久不耐手术，遂返郑州求中医诊治。症见：全身浮肿，咳嗽阵作，咳痰黏稠带血，胸痛，发热，渴而少饮，纳食量减，小便微黄，大便溏，舌红、苔燥，脉滑而数。

辨证：湿热毒蕴，壅遏肺脾，毒热痰血凝结于肺。

治法：宽胸理气、清热解毒、化痰祛瘀。

处方：如下。

全瓜蒌 12 g	土茯苓 60 g	贝母 10 g	丹参 20 g
杏仁 10 g	桔梗 10 g	前胡 10 g	半夏 10 g
桑白皮 12 g	地骨皮 10 g	焦三仙各 12 g	甘草 3 g

水煎服。

二诊：服上药 15 剂，胸痛咳嗽减轻，呼吸较前畅顺，痰量减少，咳之易出，痰中无血丝，浮肿已消大半。服药有效，守方继进。

三诊：又 30 剂，病情显著好转，胸痛若失，唯精神不振，纳食欠佳。法守原法，佐以健脾，原方加党参 10 g，白术 12 g，甘草增至 6 g。

上方每日 1 剂，连进 12 剂，后略施加减，继服至 1978 年元旦，患者复到上海某肿瘤医院检查，结果阴影如前大小，无任何异常及增大，医者言患者体质较前壮实，遂行手术切除肿瘤，术毕回郑州，仍求治于赵老。虑其遭受戕斫，体质有损，因用扶正固本为主，兼以祛瘀。处方：党参 12 g，白术 12 g，茯苓 12 g，陈皮 10 g，半夏 10 g，丹参 20 g，土茯苓 30 g，全瓜蒌 12 g，甘草 6 g。服上药至 1979 年 5 月，患者体质渐复，上班工作。1980 年春节期间，由于多食油腻，快意饮酒，后渐觉肢体酸困无力，精神委顿，至 1980 年 9 月觉股痛，经某医院检查，左髂部有一肿块（肿瘤转移），因痛势日重，病情急变，终于 1981 年 3 月 26 日去世。

按：《内经》曰："肺咳之状，咳而喘息，甚则唾血……而面浮气逆也""肺积曰息贲……令人洒洒寒热，有咳，脱形，脉少数疾。"其症状的描述，与肺癌表现极为相似。本病危害性大，预后极差，西医也感棘手。本案患者自罹病后一直依赖中药治疗，存活时间竟达6年之久，充分说明中药有抗癌及减缓病情发展的作用。治疗中，始终以宽胸理气、化痰行瘀为主而不用软坚攻积之法，意恐患者久病正虚，不任攻伐，俟正气来复，病情好转，遂又从脾肺两脏论治，以期土旺生金，于每剂药中均处以土茯苓者，取其“利湿去热，能入络，搜湿热之蕴毒”“深入百络……治一切恶疾”之功，以挟他药助除恶疾。辨证与用药较为合宜，故病情能得以控制。后因癌广泛转移扩散，终不能救。

第三节 心脑系疾病

一、心　悸

医案1

吴某，男，34岁，1992年9月7日就诊。

患者平素身体健康，暑季感冒发热，体温达39.5℃，连续使用抗生素、激素、退热剂配合输液治疗1周，体温降至正常，但常觉头晕心慌，胸部闷痛，烦躁失眠，时而盗汗，周身疲倦乏力，脉搏110～120次/分钟，心电图示：窦性心动过速。舌淡，苔薄少津，脉细数无力。

辨证：心阴亏虚。

处方：如下。

西洋参10g（另炖）	麦冬12g	五味子10g
天冬12g	柏子仁15g	天麻10g
钩藤12g	玉竹12g	煅磁石15g

3剂，水煎服，每日1剂。

二诊：服药3剂，自觉头晕、心慌有所减轻，脉搏100次/分钟。照上方加菖蒲12 g，炙远志12 g。水煎服，每日1剂。

三诊：又服6剂，头晕消失，睡眠转佳，唯活动时仍觉心慌气短，脉搏90次/分钟。照上方去钩藤、磁石，再加黄芪15 g，继服6剂。

四诊：诸症消失，自觉全身较前有劲，脉搏80次/分钟。赵老又处以辽沙参12 g，麦冬10 g，五味子10 g，开水冲泡，每日数服，连续服用2周，脉搏76次/分钟，查心电图已正常，病获痊愈。

按：患者平素身体健康，因感冒发热使用退热剂汗出过多，导致心阴亏损而见以上诸症，万寿堂的传人们选用生脉散益气生津（改人参为西洋参），加五味子、天冬、玉竹、柏子仁以增强养阴之力，加天麻、钩藤、磁石以制浮越之虚阳，俾气复阴生、虚阳得潜而诸症除。

医案2

夏某，女，51岁，干部，1970年9月13日就诊。

患者自诉心慌，心跳，经年不愈，西医曾诊为“阵发性心动过速”。过去每值月经时即感头晕目眩，经色淡而量多，去年停经后仍头晕不减，每日睡眠最多4个小时，饮食甚少，身体瘦弱，面色萎黄无华。舌体小而色红，脉弦细而数。

辨证：心脾两虚之怔忡。

治法：健脾养心，补气生血。

处方：归脾汤加味。

红参3 g（另煎）	炙黄芪12 g	当归9 g	炙甘草6 g
远志4.5 g	炒枣仁12 g	木香3 g	龙眼肉9 g
珍珠母15 g	红枣4枚	小麦30 g	

水煎服，连续服用。

上方连进20剂，精神转佳，头晕减轻。又10剂，心平肌腴，身体健康。后访心动过速亦无复发，至此沉疴得除。

医案3

周某，男，63岁，1991年9月16日就诊。

患者平素身体尚好，因与儿媳生气，而致头昏目眩，胸部憋闷，长太息，脘腹痞满，两胁胀痛，纳差，夜寐不安，体倦乏力，心慌气短，动则尤甚，心电图示“室性早搏”（偶发）。舌淡胖，苔白，脉弦细而有间歇。

辨证：肝气郁结，郁久化火，耗伤心阴。

处方：如下。

党参12g	麦冬10g	五味子10g	当归10g
白芍15g	柴胡6g	茯苓15g	白术12g
桂枝6g	炙甘草6g		

6剂，水煎服，每日1剂。

二诊：服药6剂，胸闷、胁痛、脘腹痞满均减，唯仍口中无味，纳差，照上方加焦三仙各12g，水煎服。

三诊：服药6剂，诸症大减，饮食增加，夜间睡眠也有好转，唯仍觉心慌气短，照上方再加黄芪15g，水煎服。

四诊：服药6剂，诸症悉除，脉搏间歇消失。为了巩固疗效，赵老又予太子参12g，麦冬10g，五味子10g，甘草3g，开水冲泡，每日数服，调理1周而愈，查心电图已正常。

医案4

张某，女，56岁，1992年8月10日就诊。

患者于10年前突然出现头晕，胸闷心慌，体倦乏力，脉搏50～60次/

分钟，起初休息片刻即可缓解，后来逐渐加重，近年来发作频繁，每遇劳累或生气则易发作，查心电图示“房室传导阻滞”。曾服西药阿托品、普鲁本辛等药，疗效欠佳，特来求赵老诊治。症见：患者面色苍白，唇色稍紫暗，头晕，胸部窒闷，周身困倦乏力，形寒肢冷，气短息促。活动则觉气不接续，脉搏 52 次 / 分钟，舌淡，苔薄白，脉沉迟无力。

辨证：心阳不足。

处方：如下。

红参 10 g（另炖）	麦冬 12 g	五味子 10 g	桂枝 10 g
制附子 10 g	白术 12 g	茯苓 15 g	丹参 12 g
炙甘草 6 g			

水煎服，每日 1 剂。

二诊：服药 3 剂，自觉头晕，胸闷稍减。照上方加檀香 10 g，山楂 15 g，水煎服。

服药 6 剂，胸闷、气短明显减轻，脉搏增至 56 次 / 分钟。在上方基础上稍作加减，连续服用 32 剂，诸症消失，自觉身体较前有力，脉搏 64 次 / 分钟。赵老又处红参 10 g（切片），麦冬 12 g，五味子 10 g，焦山楂 20 g，肉桂 3 g（研末），开水冲泡，每日数服，调理 1 个月而愈，脉搏 68 次 / 分钟，查心图已恢复正常，半年随访患者身体健康，未再复发。

按：本患者面色苍白，形寒肢冷乃阳虚之象。常常胸闷太息，气短急促，脉沉迟无力，此乃心阳不足之候也。赵老用生脉散益气养心（选用红参），伍桂枝、附子温阳通脉，更加丹参、檀香活血化瘀，白术、茯苓健脾助运以顾后天。诸药合用，使气充阳复，血脉流畅而诸症自除。后又以生脉散加山楂、炙甘草开水冲泡代茶频服之，调理月余，使缠绵 10 年之顽疾竟获痊愈。

医案 5

张某，男，69 岁，农民，1972 年 11 月 12 日就诊。

患者 10 年前患浮肿后，常有心慌心悸之感，若饮食偶有不适，下肢即轻度浮肿，四肢乏力。西医诊为“心律失常”。观其面色苍白，舌淡胖，苔薄白，脉濡缓、结代。心音低钝，心率 80 次 / 分钟，心律不齐。

辨证：属脾虚湿滞阻碍心阳之怔忡。

治法：健脾温阳利湿。

处方：泽泻汤加味改散剂缓进。

泽泻 120 g　　白术 120 g　　桂枝 45 g

上药共研细末，日服 2 次，每次开水送下 7 ～ 9 g。

患者服药 20 日后，有好转，浮肿全消。心率 78 次 / 分钟，心律整，脉力尚可，唯舌质尚淡，食少，说明脾虚尚未完全恢复，继拟泽泻汤，加大白术用量。处方：泽泻 90 g，白术 120 g，服法如前。尽剂后心律整齐，食纳增，无心悸不适。随访数载，一如常人。

二、胸痹心痛

医案 1

马某，女，63 岁，1992 年 10 月 5 日就诊。

患者有冠心病史 10 余年，近来胸部憋闷疼痛经常发作，伴有头晕头胀，心慌气短，周身不适，常服活心、冠心苏合香丸等药，暂时缓解。症见：患者颧面发红，咽干舌燥，五心烦热，胸部憋闷疼痛，心慌气短，周身疲倦乏力，夜间失眠多梦，血压150/90 mmHg，舌质暗，苔薄黄，脉弦细而数。

辨证：阴虚火旺，心脉痹阻。

处方：如下。

白干参 10 g（另炖）		麦冬 12 g	五味子 10 g
全瓜蒌 15 g	薤白 12 g	半夏 10 g	焦山楂 30 g
桃仁 10 g	赤芍 12 g	甘草 3 g	

6剂，水煎服，每日1剂。

二诊：服药6剂，胸闷发作次数明显减少，睡眠仍差。照上方加炒枣仁15 g，柏子仁15 g，水煎服。

三诊：服药6剂，胸闷消失，睡眠好转，唯纳谷不馨。照上方再加神曲12 g，炒麦芽15 g，水煎服。

四诊：服药6剂，患者欣然来告，曰诸证悉平，饮食增加，自觉身体较前轻健。为了巩固治疗，预防复发，又处以白干参10 g（蒸软切片），麦冬12 g，五味子10 g，焦山楂20 g，每日1剂，开水冲泡。代茶频服，调理月余而愈，1年后随访未见复发。

按：患者素有冠心病，平时稍有不慎，即可发作，久之耗伤心阴，阴虚导致火旺，血脉运行涩滞，胸闷疼痛发作。赵老应用生脉散益气生津以养心，瓜蒌薤白半夏汤宽胸理气，佐桃仁、赤芍、山楂活血通络以宣痹。诸药配伍，气阴得补，血脉流畅，而痹通痛除。

医案2

高某，男，56岁，干部。

患者心绞痛反复发作，数年不愈。虽经中西医多方治疗，仅可缓解症状，不能根除痼疾，中医曾用活血化瘀、宽胸理气、温阳通痹、化痰散结等法治之，均无显效，遂邀赵老救治。症见：患者自述胸部隐痛，憋闷不舒，阵发性剧痛，日达10余次，每次历3～5分钟，且常于饮食后发作，发作时大汗淋漓，因痛惧食，日食量100～150g，伴疲倦乏力。舌苔厚腻，脉弦滑。

辨证：饮食停滞、胃气壅塞、心气被阻之胸痹。

治法：消食导滞，调畅气机。

处方：保和丸化裁。

山楂30g	半夏9g	茯苓12g	陈皮9g
连翘9g	炒莱菔子12g	炒麦芽15g	神曲12g
白术12g	党参9g	枳壳12g	炙甘草6g

3剂，水煎服。

二诊：服3剂后，痛略减，食纳显增，可见药已中鹄，宜守上方续进。又6剂后，痛止。后随访无再复发。

按：胸痹临床颇为多见，究其原因，多由饮食、情志、劳累、寒冷等诱发。临床分为心血瘀阻、胸阳痹阻等型，治疗大抵或活血化瘀，或辛温通阳，或涤痰泻热。实际上，冠心病心绞痛，由胃阳不足、饮食不慎而诱发者不乏其人。《素问·藏气法时论篇》中有“心痛者，胸中痛，胁支满，胁下痛”的记载。《金匮要略·胸痹心痛短气病脉证治篇》中之胸痹，类似心绞痛之症居多，亦兼及胃病等。近代名医岳美中老先生，更明确指出：“胸阳衰弱，浊阴干犯清阳之府，乃是该病之基本病机……胸阳衰弱，则津液不能蒸化，遂成痰浊；阳虚者，胃气亦不降，浊阴则上犯，皆停滞胸府而成胸痹。”本例患者，每于食后发病，俟脾胃健旺，复腐谷消食，升清降浊，气机宣通，心气畅达，胸中痹塞之患自除矣。

三、心　衰

医　案

刘某，女，45岁，干部，1968年6月4日就诊。

患者素有肺源性心脏病病史，常有咳嗽气喘，心悸，下肢水肿等症状。长期服药，未能控制，当时尚能坚持工作。同年6月3日，心悸气短突然加重，伴阵发性咳嗽，频吐白色泡沫样痰，气急胸闷，不能平卧，口唇发绀，遂急诊入院。病历记述："患者端坐呼吸，口唇发绀，颈静脉怒张，血压降低。听诊：两肺布满湿啰音；心尖搏动弥散，心率120次/分钟，律不整。触诊：肝脾大，质软；下肢水肿。X线检查示：心影扩大，肺纹理增粗，诊为肺源性心脏病和心力衰竭。"经多方抢救，无明显效果，遂邀赵老会诊。察患者神志萎靡，面色苍白，气息急促，口唇青紫，身凉肢凉，冷汗淋漓，脉沉细欲绝。

辨证：此乃阳气暴脱，阴气欲绝之象，证属脏脱。

治法：非大辛大温之品，不足以振复几微之阳。治以益气回阳，敛阴止汗，生脉固脱。

处方：参附汤合生脉散加干姜。

人参9g	附片12g	干姜12g	五味子12g
麦冬15g	炙甘草9g		

1剂，水煎服。

二诊：服上药后，脉搏徐徐有力，肢温，汗止，面色转润，呼吸平稳，病脱险境，已趋稳定，药已中病，稍事加减。处方：红参9g，附片9g，麦冬15g，干姜9g，五味子12g，当归12g，黄精15g，炙甘草9g，3剂，水煎服。

三诊：精神明显好转，脉搏较前有力，咳喘减轻，痰白，但无泡沫。下肢水肿，心悸气短，舌淡胖，治宜益气养血，温阳行水，方用参附汤合真武汤加减。处方：附子9g，党参12g，何首乌12g，当归12g，白芍15g，白术12g，茯苓15g，桂枝12g，丹参9g，炙甘草9g，生姜3片，6剂，水煎服。

四诊：下肢肿势有减，咳嗽次数减少，脉搏有力，心悸，微喘，已能平卧，痰量尚多，胸闷乏力。方用瓜蒌薤白半夏汤合真武汤加减。处方：全瓜蒌12g，薤白9g，枳壳9g，麦冬15g，桂枝12g，白术12g，半夏12g，茯苓15g，丹参12g，制附子9g，当归12g，炙甘草6g，生姜3片，6剂，水煎服。服上药后，诸症均有好转，后经休息调理，渐趋康复。

按：本例心衰患者，依其症状特点，确属脏脱。脱当急固，所以初诊即投参附合生脉散之辈，力挽危殆。方中人参为补元气之正品，补后天之莫如；附子性温大热，斩关直夺，能回阳气于垂危，驱邪于俄顷；五味子、麦冬，敛虚固脱，补液生脉。诸药合用，可达阳回阴转，命以待立之效。后以温阳益气之品调理，不月而诸症渐解。

四、失　眠

医案1

刘某，男，46岁，干部。1975年6月3日就诊。

心悸、失眠历2年不愈，平时常有心慌，心悸，气短乏力，头晕，健忘。视其颜面萎黄而两颧稍红，形体消瘦，表情苦楚，口唇色淡。舌干、苔薄似无，脉虚细而数。

辨证：脉症合参，皆阴虚阳浮之征。证属心肾不交，心悸失眠。

治法：滋阴补肾，养心安神。

处方：六味地黄丸合归脾汤化裁。

熟地黄 24 g	山药 15 g	山茱萸 12 g	茯苓 10 g
牡丹皮 10 g	女贞子 15 g	党参 10 g	白术 10 g
当归 10 g	牡蛎 12 g	炒枣仁 15 g	炙甘草 6 g
龙齿 12 g			

3 剂，水煎服。

二诊：诸症有减。拟前法加麦冬 15 g，琥珀 3 g（冲服），3 剂。

三诊：诸症大减。嘱用前药方，加量 5 倍，配成蜜丸，每丸 9 g。每晚开水送服 1 粒。如此调理，月余而愈。

按： 本例因肾阴亏耗，肾水不能上济而心火独亢，劫津扰神，故心悸失眠。故拟六味地黄汤合归脾汤加减，一方面使其阴阳相济，心肾交合；一方面健脾养心以安神。心、脾、肾三脏同治，滋、清、补三法合施，诸药配伍，相辅相成，更配以静摄心神，故获效较速。后改丸剂调理，诸恙皆安。

医案 2

程某，男，49 岁，教师。

患者患萎缩性胃炎 3 年，常觉气短乏力，食少呃逆，且呃逆常发于夜间。伴烦热懊恼，渴喜凉饮，小便短少、微黄，后渐觉心悸，夜寐梦多。近半月，又苦于失眠，日渐加重，3 日来夜烦不寐。脉细数。

辨证：心胃阴虚。心阴虚则神不安，故心悸失眠多梦；胃阴虚则口干喜饮。

治法：补心安神，益胃养阴。

处方：生脉散合益胃汤加减。

党参 12 g	麦冬 9 g	五味子 9 g	沙参 15 g
乌梅 9 g	白芍 12 g	生山药 20 g	茯苓 15 g
竹茹 9 g	生龙骨 15 g	生牡蛎 15 g	炒枣仁 9 g
甘草 3 g			

3 剂，水煎服。

二诊：服药后，心悸、失眠大减，食欲稍增，唯呃逆不见显效。照前方又加丁香 6 g，以助降逆之力。继服 3 剂。

三诊：病情好转，仍宗原意，继用上方 10 剂。失眠获愈。唯食量仍未复常，间有呃逆，后仍以上法加降逆之柿蒂调治，又 10 剂而愈。

按：本例患胃疾，致使胃津亏乏，食少，呃逆，证属胃阴虚。《内经》云“胃不和则卧不安”，赵老体会临床上不仅食滞胃中，胃失和降，容易出现卧不安，而胃阴不足亦可导致失眠，本例即是明证。盖胃为五脏六腑之海，海水空虚，心血亦必因之枯涸；心阴不足，神失其养，故渐觉心悸，梦多，夜不能眠。因此，采用滋养心胃阴液的办法，冀除失眠之苦。由于证因明辨，矢的相贯，故获良效。

医案 3

张某，女，26 岁。

患者 2 年前因失恋，精神受刺激而情志抑郁，常感心烦不安，易发脾气，睡眠差，且多梦纷纭，头晕头胀，记忆力下降，体倦乏力，饮食时好时差，曾服归脾丸、天王补心丹及中草药治疗，效果不显，常依赖西药镇静剂来维持。近几个月来因工作不顺心病情加重，每晚需服舒乐安定片 2 片，方可入睡 2 个小时，否则，彻夜难眠，患者十分苦恼，经人介绍前来求赵老诊治。症见：患者痛苦病容，头晕头痛且胀，记忆力明显下降，口干口苦，烦躁不宁，失眠多梦，脘腹痞满，纳呆，大便秘结，二三日一行，舌红、苔薄黄乏津，脉弦数。

辨证：肝气郁结，郁久化火，上扰神明。

处方：丹栀逍遥散加减。

当归 12 g	白芍 15 g	柴胡 15 g	茯神 30 g
薄荷 6 g	牡丹皮 12 g	栀子 12 g	黄芩 12 g
夜交藤 15 g	酸枣仁 30 g	柏子仁 30 g	制半夏 12 g
黑大黄 12 g	甘草 3 g	生姜 3 片	红枣 3 枚

水煎服。

二诊：服药 3 剂，大便已通畅，口苦、烦躁减轻，仍难入眠，照上方去黑大黄，加珍珠母 15 g，炙远志 12 g，水煎服。

三诊：服药 6 剂，以上诸症均已减轻，唯睡眠仍差，仍需加服舒乐安定片，照上方再加麦冬 12 g，朱砂 0.5 g（冲），水煎服。

此后在原方基础上，稍作加减，又连续服用 12 剂，诸症消失，不服镇静药也可入睡，为巩固疗效，又嘱其服逍遥丸和柏子养心丸以调理之，半月而愈。随访半年未见复发。

按：本例患者系由肝火偏亢，扰动神明而致失眠，故用逍遥散以疏肝健脾，增牡丹皮、栀子、黄芩以清肝泻火，更入柏子仁、酸枣仁、首乌藤以宁心安神，俾肝火清，心神宁而睡眠自安矣。

医案 4

关某，女，24 岁。

患者 3 年前因失恋、精神受刺激，后渐觉头胀失眠，历 2 年不解。近 2 个月加剧，头胀欲裂，昼夜不眠，自觉神志较前模糊，伴面黄食少，间有干呕，气短乏力，懒于言语，舌淡、苔薄，脉弦细而寸弱甚。

辨证：总属气郁血虚，由精神刺激，忧郁不解，心气耗伤，营血暗亏，不能奉养心神所致。

治法：养心安神。

处方：甘麦大枣汤合百合汤、芍药甘草汤化裁。

小麦 60 g	甘草 9 g	大枣 5 枚	百合 30 g（先煎）
炒白芍 12 g	当归 9 g	珍珠母 20 g	薄荷 6 g
陈皮 9 g	竹茹 9 g	炒枣仁 9 g	柏子仁 9 g

3 剂，水煎服。

二诊：烦减眠安，干呕亦减，唯头仍胀闷，上方去陈皮加菊花 12 g，蔓荆子 9 g，继服 3 剂，后守方再进 30 余剂而愈。

五、眩　晕

医案 1

施某，男，46 岁，1992 年 4 月 13 日就诊。

患者 10 年前曾患眩晕，经中西医治疗月余而愈。今年 2 月份因劳累加之感受风寒而引起发作，虽经中西医治疗 40 余日，收效不佳，迁延至今。曾做各种检查，也未见异常发现，诊为梅尼埃病。症见：患者精神萎靡，面色萎黄，目眩头晕，喜闭目静卧，动则呕吐，甚则呕吐清稀痰涎，四肢欠温，舌淡、苔薄白，脉沉细。

辨证：中焦阳虚，浊阴上泛。

治法：温中散寒，升清降浊。

处方：吴茱萸汤加味。

吴茱萸 10 g	党参 12 g	白术 12 g	半夏 10 g
天麻 10 g	茯苓 15 g	生姜 9 g	红枣 6 枚（劈开）

水煎，分次温服。

服药 3 剂，眩晕减轻，仍用香砂六君子丸以培补后天，调理 2 周而愈。

医案 2

刘某，男，49 岁，干部。

患者眩晕反复发作已 20 年，西医诊断为“梅尼埃病”，近半月病情加重，来郑州求治中医。症见：头晕目眩，耳鸣，恶心，呕吐，自觉房屋旋转，坐立不安，不敢移动体位，动则晕甚，伴胸闷食少，倦怠乏力，颜面浮肿，面色萎黄，舌体微肿，脉稍迟。

辨证：脾湿不运，清阳受阻。

治法：健脾渗湿，引水下行。

处方：泽泻汤。

泽泻 15 g	白术 15 g	茯苓皮 15 g

5 剂，水煎服。

二诊：诸症好转。减茯苓皮为 9 g，再进 5 剂。

三诊：眩晕大减，呕吐已止，唯脾虚之象不能速愈。再拟泽泻汤，“精兵直进，以防复时”。处方：泽泻 15 g，白术 18 g，水煎服。嘱服 30 ～ 40

剂，以巩固疗效，以防其复发。3 年来，眩晕无再发作，体强食增。

医案 3

史某，女，43 岁，1991 年 9 月 26 日就诊。

患者眩晕、恶心、呕吐已数月，曾做各种检查均未发现异常，诊为梅尼埃病，经中西医治疗 4 个多月，曾用眩晕停等西药及天麻钩藤饮、镇肝熄风汤、半夏白术天麻汤等中药数十剂，均未奏效。症见：精神不振，头晕目眩，如坐车舟，恶心、呕逆频作，甚则呕吐清水或兼有未消化食物，脘腹痞满，食欲缺乏，周身疲倦乏力，舌淡、苔白滑，脉弦细无力。

辨证：肝胃不和，胃气上逆。

处方：如下。

旋覆花 12 g（布包）　代赭石 15 g　半夏 10 g
党参 12 g　陈皮 12 g　茯苓 15 g　甘草 6 g
生姜 6 片　红枣 5 枚（劈开）
水煎服。每日 1 剂，分数次温服。

服药 3 剂，眩晕大减，呕恶停止。以后又在原方基础上略作加减，又服 6 剂，眩晕等消失，饮食增加，唯仍觉体倦乏力，遂给予香砂六君子丸调理之，半月而愈。

医案 4

牛某，男，72 岁，退休工人，1992 年 12 月 8 日就诊。

患者已罹高血压 10 余年，头晕，头昏，时时欲吐，口吐清水，形体肥胖，下肢浮肿，夜尿频多，动则气喘，痰多，畏寒肢冷，饮食喜热。舌淡、苔白湿润，脉沉迟。血压 210/123 mmHg。

辨证：阳虚湿盛，上干清窍。

治法：温阳化水，兼补肾命。

处方：真武汤合右归丸。

附子 9 g	白术 9 g	白芍 9 g	茯苓 12 g
熟地黄 9 g	山茱萸 9 g	肉桂 4.5 g	泽泻 6 g
生姜皮 3 g			

3 剂，水煎服。

二诊：服上方，尿量增多，肿势有缓，痰少，头部稍觉清爽。血压 198/118 mmHg。以上方去白芍、熟地黄，加龙骨、牡蛎各 9 g，6 剂，水煎服。

三诊：头目已清，饮食增加，夜尿减少，肢体觉温。血压 180/95 mmHg。仍守前法加减用之。处方：附子 9 g，肉桂 4.5 g，山药 20 g，山茱萸 12 g，茯苓 12 g，熟地黄 12 g，党参 9 g，白术 9 g，陈皮 9 g，五味子 9 g，龙骨、牡蛎各 15 g，鹿角 9 g。3 剂，水煎服。

四诊：血压接近正常，一切情况大有好转。嘱其服前方 3 剂后，再服金匮肾气丸以善其后。

六、头痛

医案 1

杨某，男，46 岁，农民，1977 年 12 月 7 日就诊。

患者自述其右侧头痛已近 3 年，阵阵发作，每遇天热或正午时痛甚，发时疼势剧烈。伴面肌抽动，张口不便，当地医院诊为“三叉神经性头痛”。经用祛风、镇痛、消炎等中西药治疗无效，遂邀请赵老诊视。症见：口干唇燥，常欲饮水，且烦躁易怒，大便臭秽，小便褐黄如茶水，舌红、苔黄腻，脉弦数。

辨证：少阳风热，兼阳明火炽之头痛。

治法：疏风清热，泻火止痛。

处方：如下。

葛根 9 g	黄芩 6 g	黄连 6 g	石膏 15 g
知母 9 g	细辛 3 g	柴胡 9 g	薄荷 3 g
防风 9 g	甘草 3 g		

3 剂，水煎服。

外用：樟脑 1 g，冰片 0.3 g，撒于敷料上面，用酒精两滴润湿，贴于患处。

如上治疗，一诊即愈。

医案 2

白某，男，50 岁，中学教师，1971 年 3 月 12 日就诊。

患者自述左侧头痛已 5 年余，时发时止，发则三五日至半月不等，常以毛巾包头遮面，每遇风加重，天晴日暖头痛减轻，曾诊为“三叉神经性头痛”，经多方调治，疗效均不显著，近半年来月甚一月，因来就诊。四诊所得，除上述症状外，尚伴自汗，头晕乏力，气短懒言，食少便溏，小便清利，舌淡、苔薄白，寸脉微浮、两关弦细。

辨证：气虚卫弱、寒滞脑络之头痛。

治法：补气固表，健脾实卫。

处方：玉屏风散加味。

黄芪20g　白术9g　防风9g　百合20g
3剂，水煎服。

二诊：自头痛之势十去八九，可去头巾外出，头晕乏力均有好转，寸脉微沉，两关弦象有缓。上方加党参12g，茯苓9g，3剂而愈。后随访未见再复发。

按：案1、案2，均为三叉神经性头痛。案一属少阳风热兼阳明火炽，故以柴胡、葛根、细辛、防风、薄荷等，搜风清热；用知母、石膏、黄芩、黄连等，清泻阳明之火；外敷樟脑、冰片于患处，亦可直接引邪外出。案2证属卫虚不固，故以玉屏风散加味治疗。方中用黄芪、白术，补气固表；防风辛润祛风；因其二药性皆偏温，故配甘润之百合，以制气燥。四药配伍相得益彰，比单用玉屏风散疗效尤佳。二诊加入党参、茯苓者，意在培补后天。敦厚中土，实卫固表，防止复发。此两则头痛，前者属实热，后者属虚寒，故治之一清胆胃，一补脾肺。病同而证异，治法亦因之而别。

医案3

孙某，男，54岁，1992年3月9日就诊。

患者头痛已有16年之久，头痛发作以右侧为重，并伴有呕吐痰涎或未消化食物，每次发作常持续10余日，甚则缠绵2个月余。逢阴雨天气或受冷风刺激多易发作，曾多次做X线检查、脑电图检查均无异常表现，诊为神经性头痛，屡服中西药治疗，一直未愈。此次发作已迁延半月。症见：患者精神不振，头痛隐隐，阵发性加剧，痛甚则呕吐白色痰涎，有时吐出胆汁样黏液，常以毛巾包裹头部，纳差，舌淡、苔白而滑，脉沉弦无力。

辨证：阴寒之邪上犯清阳，经腧不利。

治法：辛温散寒，温中和胃。

处方：吴茱萸汤加味。

党参 12 g	当归 12 g	川芎 12 g	细辛 3 g
白芷 12 g	生姜 6 片		

6 剂，水煎服。

二诊：头痛明显减轻，唯仍有恶心，食欲缺乏，照上方加半夏 10 g，焦三仙各 12 g。6 剂，水煎服。

三诊：头痛诸症消失，饮食增加，又嘱其服补中益气丸，每次 1 丸，每日 2 次，调理半月而愈。

医案 4

沙某，女，19 岁，知识青年。

患者于 1974 年下乡，在农村劳动期间，曾多次汗后用冷水洗头，以致头痛绵绵不休，久治不愈，于 1976 年 9 月回郑州来治。患者自幼体弱，食欲欠佳，现面黄肌瘦，头痛如裹，肢困乏力，舌淡、苔白，脉弱无力。

辨证：脾虚湿遏所致头痛。

治法：素体脾虚，又受外湿，欲用发散之品以治其痛，但湿尚存，加之脾虚不运，湿何能祛，病焉能止？故治当健脾祛湿。

处方：泽泻汤加味。

泽泻 15 g	白术 15 g	川羌活 9 g	甘草 3 g

3 剂，水煎服。

二诊：头痛减，嘱其再进 3 剂。

三诊：头痛止，但虑其脾不强健，恐湿聚而再发头痛，故用参苓白术散调补脾胃，以杜生湿之源。

医案 5

何某，男，54 岁，职工，1975 年 3 月 18 日就诊。

患者自述近 5 日心情不舒，睡眠不佳，前日晨起忽觉头两侧闪掣作痛，急服止痛片，疼痛稍缓，顷刻又作，同时伴有头昏脑涨，胁腹胀满，食纳减少，二便不利。舌红、苔薄白，脉弦有力。

辨证：郁怒伤肝，肝胃气逆，上扰清窍。

治法：疏肝和胃，降逆行气通络。

处方：如下。

柴胡 6 g	白芍 12 g	枳实 6 g	香橼皮 9 g
甘草 6 g	菊花 9 g	川芎 9 g	当归 9 g
珍珠母 15 g			

3 剂，水煎服。

服上药后，气郁乃解，脉络通利，夜卧安和，头痛尽除。

医案 6

夏某，男，52 岁，干部，1973 年 8 月 5 日就诊。

月余来，头巅疼痛，连及脑户，时发时止。伴干呕，时而吐清稀涎沫，食少纳呆，大便微溏。舌淡、苔白滑，脉弦紧。

辨证：头痛限于巅顶，且呕吐稀涎，此厥阴之寒邪犯及阳明者也。

治法：温肝暖胃，降逆止呕。

处方：吴茱萸汤加减。

吴茱萸 12 g	党参 9 g	藁本 6 g	半夏 6 g
生姜 6 g	蔓荆子 9 g	大枣 3 枚	

3 剂，水煎服。

尽剂后，头痛得止，余不适之感皆如洗。

医案 7

余某，女，28 岁，工人，1974 年 6 月 12 日就诊。

患者半年前不幸头部撞伤，虽经治疗，至今头痛未愈。其痛固定于颞侧，痛如锥刺，入夜尤甚，心烦不寐，渴不欲饮。舌黯红、苔薄黄，脉弦细而数。

辨证：血瘀阻络，瘀久化热。

治法：活血化瘀，通络止痛，兼以清热。

处方：如下。

桃仁 9 g	全蝎 6 g	地龙 12 g	柴胡 7.5 g
黄芩 6 g	大葱 15 g	川芎 9 g	红花 9 g
赤芍 12 g	菊花 12 g	甘草 3 g	
生龙骨 15 g	生牡蛎 15 g		

3 剂，水煎服。

服药稍安。病程即久，瘀血难散，守方用药，略有出入。坚持服药月余，顽疾得除，治收全功。

七、中风病

医案1

司某，男，47岁，1993年6月14日就诊。

患者1个月前因中风而见口眼㖞斜，神昏不语而在某医院抢救治疗40余日，神昏转清，但仍遗留有精神呆滞，语言謇涩，吐字不清，流口涎，右侧肢体不用，血压150/100 mmHg，舌淡稍暗、苔白腻，脉沉弦。

处方：黄芪桂枝五物汤加味。

黄芪40 g	桂枝10 g	白芍15 g	水蛭10 g
全蝎10 g	地龙20 g	川牛膝15 g	甘草3 g

14剂，水煎服。

二诊：精神转佳，口角流涎减少，右手握力增加，照上方加菖蒲12 g，郁金12 g。14剂，水煎服。

三诊：口角流涎已消失，言语说话较前流畅，但又见下肢浮肿，照上方加茯苓15 g，车前子15 g（布包），泽兰12 g。水煎服。

服药6剂，下肢浮肿消退，右侧肢体功能已有恢复，可依杖行走，血压已稳定在130～140/90～95 mmHg，以后在原方基础上加减服用，共服药36剂，患者精神已恢复正常，说话如正常人，右侧肢体功能基本恢复，右手已能握筷进餐，且能弃杖行走，但活动时间稍长即感患肢酸沉无力，此乃气虚未复也。又处以黄芪60 g，桂枝10 g，白芍15 g，川牛膝15 g，水蛭15 g，当归12 g，甘草3 g，水煎服，如此调理半月而痊愈。

医案 2

杨某，女，40 岁。

患者罹风湿性心脏病 10 余年，4 个月前突然昏倒，不省人事，口眼㖞斜，左半身瘫痪，失语，诊为“脑血栓”。经中西医治疗 3 个多月，神志已清楚，但仍口眼㖞斜，口角流涎，语言謇涩，左侧肢体不能活动，且皮肤干燥，发凉，疼痛时作。求赵老诊治，刻诊除上述症状外，还伴有头晕心悸，气短乏力，左侧肢体时作剧烈疼痛，痛如刀割锥刺。患侧肌肉痉挛，肢体僵硬，夜不入寐，或痛作而梦中惊醒，口淡不渴。舌有瘀点，脉沉迟而涩，时有一止。

辨证：中风后遗症，气血不足，筋脉失养。

治法：补益气血，祛瘀通痹。

处方：方用炙甘草汤合黄芪桂枝五物汤加减。

黄芪 12 g	生地黄 12 g	白芍 12 g	桂枝 9 g
党参 9 g	阿胶 9g（烊化）	当归 9 g	威灵仙 9 g
生姜 9 g	炙甘草 9 g	大枣 5 枚	

3 剂，水煎服，每日 1 剂。

二诊：肢体疼痛减轻，夜间已能入睡。照上方加桃仁、红花各 9 g，以增强化瘀通络之力。6 剂，水煎服。嘱其按摩患侧肢体，每次按摩至皮肤发红、发热为度。

三诊：患者言语清楚，然吐字仍慢，已不疼痛，且能慢慢屈伸活动，仍以黄芪桂枝五物汤加味。处方：黄芪 12 g，桂枝 9 g，白芍 12 g，生姜 6 g，大枣 4 枚，党参 9 g，桃仁 9 g，红花 9 g，杜仲 12 g，川牛膝 20 g，首乌 12 g，鸡血藤 20 g，炙甘草 9 g。

服药后，诸症均逐渐好转，言语流利，吐字清楚，肢体活动较前自如，口眼㖞斜已恢复正常。嘱其注意加强锻炼，并继续服用大补气血之品促其恢复，连续服用月余而愈。

八、痴 呆

医 案

吴某，男，21岁，学生，1979年10月就诊。

家属言患者高考未中，心中郁闷不解，整日沉默寡言，不久便出现一过性阵发性痴呆，口讷不语，每日发作约3～5次，病已年余。屡服抗癫痫药，终不济事。中药亦几经治疗，均无显效。患者言发病时只觉胸中憋闷，呼吸不力，热气上冲，视动为静，持续刻时，可渐清醒，醒则一如常人，伴神倦乏力，食少，痰多，时发呃逆，手足凉甚，舌尖红、苔白腻，脉弦滑。

辨证：因所愿不遂，神志不舒，肝气郁结，痰气遏阻于脑窍，阻甚即现神志痴呆；气郁阳闭，阳热不达四末，肢体自当不温。

治法：疏肝解郁，理气化痰。

处方：四逆汤加味。

柴胡9g	白芍9g	枳实9g	郁金9g
陈皮9g	丝瓜络9g	珍珠母12g	远志9g
旋覆花9g（布包）	石菖蒲9g	丹参9g	甘草3g

6剂，水煎服。

二诊：发作次数明显减少，呃止。药中病的，仍守其法，药略出入，续服半月而愈。后告知，病未再发。

九、癫 狂

医案 1

万某，男，20 岁，学生，1979 年 12 月就诊。

患者因 2 次高考落第，所愿不遂，情绪不佳，又遭家长责怪，继而终日寡言少语，神志痴呆，表情淡漠，或喃喃独语，或喜笑不定，时欲远走高飞，时欲寻死自尽，遍服西药无效，求中药治疗。细察之，除上述一派“文痴”见症外，尚有目瞪不瞬，口多痰涎，纳差，舌苔腻，脉弦滑。

辨证：气郁痰结，上扰清窍，蒙蔽心神之癫证。

治法：行气开郁，化痰醒神。

处方：方用逍遥散合二陈汤加减。

柴胡 9 g	白芍 9 g	陈皮 9 g	半夏 9 g
当归 9 g	茯苓 12 g	桔梗 9 g	石菖蒲 9 g
郁金 9 g	广木香 6 g	甘草 3 g	

3 剂，水煎服。

嘱其亲属注意开导患者，“心病还须心药医”，以此配合治疗。

二诊：神情转佳，无独语和嗜笑现象。药证相符，仍以上方加化橘红 12 g，继进 6 剂。

三诊：患者语言较前有次序，夜寐尚安，愿与人接触，但食纳尚差，自述心慌气怯。病程日久，气血有损，实难速愈，更方续进。处方：陈皮 9 g，半夏 9 g，茯苓 12 g，党参 9 g，白术 9 g，石菖蒲 6 g，郁金 9 g，远志 6 g，当归 9 g，桂枝 9 g，炙甘草 6 g。3 剂，水煎服。

四诊：精神转佳，情绪转常，食欲增强，有说有笑，言语清楚，脉沉弦。拟健脾化痰，养心安神之剂。处方：党参 9 g，白术 9 g，茯苓 12 g，陈皮 12 g，炒枣仁 15 g，山茱萸 12 g，山药 18 g，浮小麦 30 g，甘草 6 g，大枣 5 枚。12 剂，水煎服。

上药用尽，无再续剂，观察 8 个月，未再复发。

医案 2

崔某，男，32 岁，农民，1965 年夏就诊。

家属代述：患者半月前赶胶轮车外出，值夜半返家途中，倏觉神志不清，竟将牛车赶向河中，后经随车者拉回，询其故，则答言颠倒，笑无休止。至家中，胡言乱语，未经治疗。近 2 月行为怪异，狂躁奔走，气力大于常人，骂詈号叫，不避亲疏。症见：患者神志模糊，面目红赤，眵多胶黏，善怒喜吵，答非所问，语言尚清，不食而狂欢，大便干结，数日一行，舌红绛、苔厚腻，脉弦滑有力。

辨证：痰火上扰，蒙蔽清窍之狂证。

治法：涤痰开窍，清肝泻火。

处方：生铁落饮合礞石滚痰丸加减。

生铁落 20 g	青礞石 20 g	化橘红 9 g	胆南星 9 g
贝母 9 g	石菖蒲 9 g	远志 9 g	茯神 12 g
麦冬 12 g	玄参 12 g	大黄 18 g（后下）	沉香 3 g（磨冲）
黄芩 9 g	朱砂 3 g（冲服）		

3 剂，水煎服。

另予安宫牛黄丸，每次 1 粒，每日 2 次。

二诊：药后吐痰碗许，大便已通，神志稍清。但问之仍瞪视默默，时而狂歌妄骂。上方去朱砂，减大黄为 9 g，另加夏枯草 12 g。6 剂，水煎服。

三诊：诸恙递减，神清识人，举止亦安，日可休息 5 ～ 6 个小时。舌尖仍红，舌苔黄腻而不厚。继用清热化痰之品，兼以开窍醒神。处方：生铁落 20 g，胆南星 9 g，贝母 9 g，姜竹茹 9 g，桔梗 9 g，石菖蒲 12 g，茯神 15 g，黄芩 15 g，栀子 9 g，玄参 12 g，香附 12 g，枳实 9 g，甘草 3 g。3 剂，水煎服。嘱停安宫牛黄丸，另用甘草 10 g，小麦 60 g，大枣 20 枚，煎水代茶。

四诊：神志大清，已无狂躁怒骂，语言对答如常。但食纳尚差，夜卧少寐，神疲乏力，舌尖略红，舌苔白腻，脉细缓。乃痰火已获潜泄，正气有所亏损。治以扶正为主，改用补气养阴、调理脾胃之品。处方：党参 9 g，白术 9 g，陈皮 9 g，半夏 9 g，茯苓 15 g，远志 6 g，枣仁 15 g，麦冬 12 g，山药 15 g，生地黄 15 g，砂仁 9 g，大枣 3 枚。12 剂，水煎服。另用甘草 10 g，小麦 30 g，大枣 20 枚，水煎代茶饮。上 2 方继服月余，精神完全恢复正常，已能负担繁重家务劳动。1 年后随访，未再复发。

按：是患依其临床表现，确属癫狂无疑。心肝火盛，阳气有余，以致神不守舍，痰火壅盛，上蒙清窍，堵塞气机，神明无以有主，故出现狂躁不安、胡言乱语等一派“武痴”症状。《素问·至真要大论篇》指出：“诸躁狂越，皆属于火。”《景岳全书》曰：“凡狂病多因于火……以致肝胆气逆，木火合邪，故治者当以治火为先，而或痰或火，察其甚而兼治之。”据此，治疗一开始就以泻火涤痰为主，兼用安宫牛黄丸以开脑窍；继而又辅以甘麦大枣汤煎水代茶，取其甘缓温燥，益心气而安心神之义，渐臻佳境，精神复常。后见神疲纳呆，脉象细缓，遂改以调理脾胃之剂，已竟其功。前攻后补，其辨治奇寓其中。

十、痫　病

医　案

李某，女，25 岁，工人，1974 年 9 月 21 日就诊。

患者于 1973 年 2 月因家庭不和，大怒而厥之后，每遇恼怒或阴雨时，即发病证。发时一声尖鸣，如作羊叫，旋即昏仆无知，目睛上视，口吐涎沫，移时苏醒。醒后头胀昏蒙，一日方解。前医曾用羊痫丸、苯妥英钠等药，治之无效，故邀请赵老诊治。患者面色不华，头目昏沉，食欲缺乏，腹胀，便溏，气短乏力，月事不至，口淡不渴，舌苔白腻，脉沉细无力。

辨证：证属脾虚失其健运，致聚湿生痰，痰浊上犯脑窍；又中土不足，肝木乘而犯之。现使土虚木旺，激发痰浊上犯，遇怒则易诱发痫证。

治法：调和肝脾，解郁化湿。

处方：逍遥散加减。

党参 9 g	白术 9 g	茯苓 15 g	陈皮 9 g
半夏 9 g	白芍 6 g	柴胡 6 g	香附 9 g
郁金 9 g	桂枝 6 g	泽泻 9 g	炙甘草 3 g

3 剂，水煎服。

二诊：药后饮食有增，痫无再作。然头仍昏蒙，舌、脉如前。处方：党参 9 g，白术 9 g，茯苓 12 g，半夏 9 g，陈皮 9 g，吴茱萸 6 g，香附 9 g，石菖蒲 6 g，郁金 9 g，荆芥穗 3 g，炙甘草 3 g，生姜 3 片。6 剂，水煎服。

后于上方加减续服 2 个月余，痫无再发，精神转佳，月经按期而行。

第四节 脾胃系病证

一、胃 痛

医案1

程某，男，58岁，农民，1969年10月25日就诊。

患者患胃溃疡2年余。近因心情不畅而诱发，症见：胃脘腹胀痛，连及胸胁，口中泛酸，纳差嗳频，大便不畅，舌苔薄白，脉弦细有力。

辨证：胃脘痛，证属肝气犯胃。

治法：调肝和胃，理气止痛。

处方：四逆散加味。

柴胡 9 g	白芍 9 g	枳实 9 g	甘草 3 g
香附 9 g	佛手 9 g	沉香 3 g	延胡索 9 g
牡蛎粉 15 g			

3剂，水煎服。

药用尽剂，疾病告愈。

医案2

王某，女，80岁，1964年7月13日就诊。

患者10余天来不明原因出现胃脘疼痛，且有包块隆起，形如拳头，西医消化道钡餐排除胃癌等器质性病变。昨日起胃痛加剧，并有黄色黏液吐出，邀请赵老诊之，胃脘按之疼痛，舌红、苔黄腻，脉弦滑。

辨证：小结胸证。

处方：小陷胸汤。

黄连 12 g	半夏 12 g	瓜蒌 12 g

3 剂，煎汤代茶频服。

二诊（1964 年 7 月 16 日）：服后泻下 2 次，多为黄色黏液便，包块已消失，疼痛减轻，舌红、苔黄，脉滑数。上方继服 2 剂而愈。

按：小陷胸汤功效为清热涤痰开结。方中黄连苦寒，清泄心下之热；半夏辛温，涤痰化饮散结；瓜蒌甘寒，清热涤痰开结。三药配合，使痰热分消，结滞自去。本案属痰热阻滞中焦之证，用本方治之，药证合拍，故有桴鼓之效。

医案 3

张某，男，41 岁，工人，1974 年 8 月 13 日就诊。

患者上腹部疼痛反复发作已 8 年，伴嗳气吞酸，每于饥饿时疼痛加重，得食则减，经 X 线检查诊断为“十二指肠溃疡”，经中西药治疗多年，时轻时重。自 1974 年 3 月以来，胃痛加重，多次服用药物，无明显减轻。昨日又因情志刺激，疼痛加重而来求治。症见：形体消瘦，面色少华，上腹部疼痛拒按，连及两胁，食少，嘈杂，大便潜血阳性，舌淡、苔薄腻，脉弦细。

辨证：脾胃虚弱，肝气犯胃，血不归经。

治法：健脾和胃，缓急止痛，佐以散瘀止血。

处方：如下。

黄芪 15 g	党参 15 g	焦白术 12 g	茯苓 15 g
乌贼骨 10 g	煅瓦楞子 10 g	延胡索 20 g	白芍 15 g
川楝子 10 g	甘草 6 g		

3 剂，水煎服。另服白及粉 3g，日 2 次。

二诊：患者疼痛大减，稍有隐痛，食纳较前好转，两胁疼痛消失，原方去川楝子。3 剂，水煎服。

三诊：服药 3 剂后，患者已正常上班，胃脘痛消失，食纳正常，原方去白及，予香砂养胃丸交替服用，以巩固疗效。

四诊：2 个月后，患者来述，经 X 线复查，溃疡面已愈合。

按： 胃、十二指肠溃疡属中医胃脘痛范畴，以肝胃不和、脾胃虚弱居多，每每虚实夹杂。常见胃痛隐隐，嘈杂吞酸，喜温喜按，于饥饿或饱食后疼痛加剧。四乌汤由黄芪 15 g，党参 15 g，焦白术 12 g，茯苓 15 g，海螵蛸 10 g，煅瓦楞子 20 g，延胡索 20 g，白芍 15 g，甘草 6 g 组成，补虚与缓急同用，制酸与化瘀合施，故而止痛效果卓著，临证每应手取效。对于兼有便血者，每合白及，既化瘀止血又固护胃膜。况本方补中有通，静中有动，能升能运，以顺其脾胃升降之性。

医案 4

患者某，男，36 岁。

患者患十二指肠球部溃疡已 8 年，面色萎黄，精神不振，周身疲倦乏力，胃脘部疼痛时作，恶心，纳差，每遇受凉或劳累即诱发。此次发作已月余，经用中西药治疗，未能奏效，病情时轻时重。近 2 周疼痛发作频繁，不仅饭前疼痛，而食后痛也不减，疼痛喜揉喜按，得温稍减，脘腹痞满，泛吐酸水，恶心，纳差；手足不温，大便稀溏色黑如柏油，潜血试验阳性。

舌淡胖边有齿痕，舌苔白滑，脉沉细无力。

辨证：中阳不足，寒湿停滞于胃脘。

处方：益气温中汤（经验方）加减。

黄芪 20 g	桂枝 9 g	党参 15 g	白术 12 g
干姜 10 g	白芍 15 g	陈皮 10 g	当归 10 g
升麻 3 g	代赭石 15 g	煅牡蛎 15 g	甘草 3 g

6 剂，水煎服，每日 1 剂。另用乌贼骨、白及各等量研末，每日 2 次，每次 6 g，开水冲服。

二诊：胃脘疼痛已有缓解，但仍食欲缺乏，照上方加神曲 12 g，半夏 10 g。10 剂，水煎服。

三诊：胃脘疼痛消失，饮食增加，大便已成形，颜色正常，照上方去升麻，加鸡内金 10 g。6 剂，水煎服。

四诊：诸症悉平。为巩固疗效，又嘱其服用香砂六君子丸，调理 1 个月而痊愈。

按：盖本方由黄芪建中汤合补中益气汤化裁而成。用黄芪建中汤去饴糖之甘腻，将生姜改为干姜以增加温中散寒之力，用补中益气汤减柴胡之凉燥以升阳益气，调补脾胃，二方合用而奏缓中补虚之效。赵老在此用赭石，其意有三：一是脾宜升则健，胃宜降则和，故用赭石降逆和胃，伍升麻之轻举以升提清阳，一升一降，调畅中州，为主药更好地发挥作用而创造了条件；二是本品除含大量铁质外，并含有丰富的硅酸、铝化物及镁、钙等，故可去腐生肌，促进溃疡早日愈合；三是赭石其质重坠，与牡蛎同用可镇静安神以缓解疼痛。另外又以海螵蛸、白及研末冲服，不但可止血，而且还有制酸和促进溃疡愈合的作用。诸药相伍，共奏温中散寒以止疼痛，益气养胃而愈溃疡之效。

医案 5

田某，男，34 岁，1991 年 4 月 22 日就诊。

患者胃脘痛已 10 余年，平时稍有不慎，疼痛即作，绵绵不绝，喜按喜暖，得温稍舒，遇寒痛剧，畏寒肢冷，大便稀溏，经常服用中西药治疗，疼痛可暂时缓解，但始终未能痊愈。曾多次 X 线钡餐造影均示“十二指肠球部溃疡”。症见：胃脘部冷痛，饥饿痛甚，得食稍减，得温则舒，嗳气频作，泛吐清水涎沫，大便不实，神疲乏力，面色萎黄，舌淡胖边有齿痕，苔白稍润，脉沉细无力。

辨证：脾胃虚寒。

治法：温中养胃，祛寒止痛。

处方：黄芪建中汤合良附丸加减。

黄芪 15 g	桂枝 10 g	白芍 15 g	半夏 10 g
香附 10 g	高良姜 10 g	甘草 6 g	红枣 8 枚
生姜 3 片			

3 剂，水煎服。

二诊：疼痛明显减轻，唯食欲仍欠佳。上方加焦三仙各 12 g，鸡内金 10 g。6 剂，水煎服。

三诊：诸症皆愈，饮食基本正常，疼痛消失。为巩固疗效，又嘱其服香砂六君子丸以善其后。月余来诊，X 线钡餐造影复查，溃疡已愈合。

按：本患脾胃素弱，中阳不振，寒从内生，胃失温养，升降失和，故见胃脘冷痛，嗳气频作等。赵老认为此缘于中气亏虚，故用黄芪建中汤建中阳而养胃，良附丸温中散寒，俾中阳复而寒邪祛，气机畅而痛自除矣。

医案 6

陈某，男，23 岁，1992 年 7 月 23 日就诊。

患者平素健康，前天因天气闷热，下午连吃雪糕七八支，回家后又饮冰镇健力宝两瓶，至夜自觉脘腹疼痛，揉按不减，急服山莨菪碱（654–2）片可暂缓，但顷刻又痛。翌日又见呕吐清水甚多，脘腹冷痛拒按，痛不能食，医生又给予输液治疗，虽呕吐减轻，但脘腹疼痛仍然不减，无奈延赵老诊治。症见：患者痛苦面容，面色晦滞微青，脘腹冷痛拒抗，间吐清水，得温痛减，遇冷痛甚，口不渴，大便溏薄，小便清长，舌苔白滑，脉沉紧。

辨证：寒邪犯胃，中阳被遏。

治法：温中散寒，理气止痛。

处方：良附丸合理中丸加味。

高良姜 10 g	香附 10 g	党参 12 g	白术 10 g
干姜 10 g	陈皮 12 g	木香 6 g	

3 剂，水煎服，每日 1 剂。

二诊：脘腹痛止，诸症皆除，唯食欲欠佳。又照上方加焦三仙各 12 g，服 3 剂而愈。

按：本患者恣食生冷之物，且寒为阴邪，其性凝滞易收引，寒邪入侵，阳气不运，气机被阻故见脘腹冷痛拒按，得温则寒散而疼减，遇冷则寒凝而痛甚。间吐清水，大便溏，乃中阳不足，脾不健运所致。小便清长，口不渴，舌苔白滑，脉紧皆为中寒之象。故用良附丸合理中丸温中散寒，加木香以助香附理气止痛，更加陈皮、半夏以和胃降逆，俾寒邪散而疼痛自止矣。

医案7

沈某，女，53岁，1981年3月19日就诊。

患者素有胃病，几个月前，因与他人发生口角而发胃脘痛，甚则连及两胁。经服中西药治疗，病情时轻时重，迁延月余，遂求赵老诊治。症见：患者胃脘、腹部痞闷胀满，连及两胁，作止无常，嗳气频作，纳差，舌淡、苔薄白，脉弦。曾作胃镜检查示“慢性浅表性胃炎”。

辨证：肝气郁结，横逆犯胃。

治法：疏肝解郁，理气和胃。

处方：柴胡疏肝散加减。

柴胡10g	白芍12g	枳实10g	厚朴12g
香附10g	丁香6g	青皮10g	鸡内金10g
甘草3g	生姜3片	红枣6枚	

3剂，水煎服，每日1剂。

二诊：疼痛减轻，上方加炒麦芽15g。6剂，水煎服。

三诊：诸症悉平。为巩固疗效，又嘱其服香砂养胃丸以调理善后，月余而愈。随访半年未见复发。

按：《杂病源流犀烛》曰：“胃痛，邪干胃脘病也……惟肝气相乘为尤甚，以肝木性暴，且正克也。”本患之胃脘痛乃肝气横逆，犯克脾土所致，故胃脘痛又兼胀，且连及两胁，嗳气频作，只有疏肝解郁以和胃方可奏效。在治疗上，赵老主张用药既不宜刚燥，又不宜滋腻，故以柴胡疏肝散加厚朴、香附、丁香、青皮、鸡内金等，疏肝和胃，辛温不燥烈，理气而不伤阴，使肝郁得疏，胀痛可止，又以健胃助运而收功。

医案 8

郭某，女，43 岁，1992 年 11 月 5 日就诊。

患者因家庭纠纷而情志抑郁，渐见胃脘灼痛，两胁胀满，嘈杂吞酸，口苦心烦，经胃镜检查示“胆汁反流性胃炎”。曾服中西药治疗 2 个月余，效果欠佳，特求诊于赵老。症见：胃脘部灼痛，两胁胀满，泛酸口苦，心烦易怒，神疲乏力，纳差，舌质淡、苔薄黄，脉弦细无力。

辨证：肝郁不疏，脾失健运。

治法：疏肝解郁，扶土抑木。

处方：逍遥散加减。

当归 12 g	白芍 15 g	柴胡 9 g	茯苓 15 g
白术 10 g	川楝子 15 g	郁金 10 g	甘草 3 g
生姜 6 片	红枣 4 枚		

3 剂，水煎服，每日 1 剂。

二诊：诸症均减，唯食欲欠佳。照上方加神曲 12 g，炒麦芽 15 g，继续服用。3 剂，水煎服，每日 1 剂。

三诊：饮食增加，唯时有腹胀。照上方再加炒莱菔子 12 g。6 剂，水煎服，每日 1 剂。

四诊：诸症消失。为巩固疗效又改服逍遥丸以善后，月余而愈。半年后随访未见复发。

按：肝为将军之官，藏血之脏，性喜条达而主疏泄。若情志不遂，肝木失其条达，或阴血暗耗，肝体失常，肝气郁结，横犯脾土导致脾失健运，而见肝郁脾虚诸症。本患者因情志不遂，木失条达，横犯脾土，升降气机受阻而见胃脘灼痛，两胁胀满，口苦泛酸，心烦易怒等症，故用逍遥散疏肝健脾，更加川楝子、郁金以增强疏肝解郁之效，俾气机畅而诸症得除。

医案 9

王某，男，48 岁，1991 年 3 月 11 日就诊。

患者胃脘痛时作时止 4 年余，且多因酗酒而诱发，脘腹痞闷胀痛，呕恶泛吐黏涎，吐后稍舒，体倦困重乏力，不思饮食，口中黏无味，经胃镜检查示“胆汁反流性胃炎”。症见：胃脘痞满胀痛，胸中窒闷不舒，恶心、呕吐黏涎、纳差，舌体胖边有齿痕，苔白腻，脉弦滑。

辨证：痰浊阻胃，气机失和。

治法：芳香化湿，健脾和胃。

处方：平胃散合二陈汤加减。

苍术 12 g	白术 12 g	厚朴 12 g	陈皮 12 g
半夏 10 g	茯苓 15 g	藿香 10 g	豆蔻 10 g
广木香 6 g	甘草 3 g	生姜 3 片	

3 剂，水煎服，每日 1 剂。

二诊：胃脘痞闷胀痛大减，恶心、呕吐已除，唯食后仍觉胃脘部不舒。照上方去藿香加神曲 12 g，炒麦芽 15 g。6 剂，水煎服，每日 1 剂。

三诊：诸症皆减，唯仍觉口中无味。照上方再加炒枳壳 10 g，白芷 10 g。6 剂，水煎服，每日 1 剂。

四诊：诸症悉除，饮食明显增加，又嘱其改服香砂六君子丸，调理半月而愈。

按：脾为阴土，喜燥而恶湿。湿浊阻滞中焦，脾阳被困，气机升降失和而致胃脘痞满胀痛，此乃痰浊为患也。赵老遵仲景“病痰饮当以温药和之”之训，常取芳香化湿以助脾运，温中健脾以和胃气。故用平胃散以健脾燥湿，二陈汤以燥湿化痰，理气和中，更加藿香、豆蔻、木香芳香化浊，醒脾祛湿，诸药合用共奏健脾燥湿、理气和胃之效。脾健运则湿浊自祛，胃气和则痞胀自消，脾升胃降气机畅达而疼痛自除矣。

医案 10

阎某，男，19岁，1991年4月15日就诊。

患者昨晚进食水饺两碗，又食馒头一个，入夜便觉胃脘部胀满疼痛，辗转不宁，欲吐不能，呻吟达旦，曾自食食母生、多酶片而无效。在当地医院又经输液治疗，疼痛仍未能解除。症见：患者痛苦病容，嗳气频频，气味酸腐，胃脘部胀痛拒按，大便2日未行，舌苔厚腻，脉弦滑。

辨证：食滞胃脘，腑气窒塞。

治法：消食导滞，行气通腑。

处方：枳实导滞丸加减。

生大黄15g（后下）	枳实10g	黄连10g	厚朴12g
白术12g	炒莱菔子15g	槟榔12g	焦三仙各12g

上药急煎1剂，顿服。

服药后1小时左右，腹中肠鸣入厕泻下臭秽甚多，脘腹胀痛大减。又照上方减大黄10g，继进1剂，又下稀便二三次，胃脘胀痛若失，唯觉身体困倦乏力。嘱其以白面稀汤养之，2日而愈。

按：本患因暴饮暴食，食滞中焦，导致胃脘胀痛拒按，非一般消导之剂力所能及。故赵老取大黄、枳实、厚朴之通腑攻下，槟榔、莱菔子行气导滞，焦山楂、焦神曲、焦麦芽消食和胃，更佐黄连苦寒清热燮肠胃，诸药相伍共奏荡涤积滞、通调气机，俾积滞去，气机畅而胀痛自除。

医案 11

杨某，男，54 岁，1992 年 4 月 13 日就诊。

患者胃脘疼痛已 8 年余，形体消瘦，胃脘痞满不舒，时时嗳气干呕，食后胃脘胀满疼痛，先后两次做胃镜检查示“慢性萎缩性胃炎”。经常服用中西药，病情时轻时重，迁延不愈。症见：胃脘部灼痛隐隐，嘈杂干呕，不思饮食，食后胃脘痞满胀痛，口燥咽干，体倦乏力，舌红、苔少，脉细数无力。

辨证：胃阴不足，胃体失濡。

治法：甘寒养阴，和中益胃。

处方：一贯煎加减。

辽沙参 15 g	生地黄 12 g	麦冬 12 g	枸杞子 15 g
白芍 15 g	太子参 12 g	焦山楂 30 g	乌梅 15 g
鸡内金 12 g	广木香 6 g	甘草 3 g	

3 剂，水煎服，每日 1 剂。

二诊：胃脘疼痛大减，但仍纳谷不馨。照上方加炒麦芽 15 g，神曲 12 g。6 剂，水煎服，每日 1 剂。

三诊：以上诸症皆减。又在原方基础上略作加减连服 30 余剂，胃脘疼痛消失，饮食正常，随访 1 年未见复发。

按：胃为阳土，喜润而恶燥。胃痛日久，郁热伤阴，胃体失濡，脉络拘急而胃痛隐隐。阴虚津少，无以上承，故口干嘈杂等。赵老根据“酸甘化阴”之理，取太子参、生地黄、枸杞子、白芍、山楂、乌梅、甘草之酸甘以化阴，助沙参、麦冬滋阴生津之力；鸡内金补胃体固后天；木香理气以防酸甘之滞，助生发之机。以上诸药合用，益胃阴，养胃体，故对胃阴亏虚之证，取效甚速。

医案 12

于某，女，36 岁，1992 年 2 月 15 日就诊。

患者近 1 个月来因过度劳累而见胃脘部胀满不舒，体倦乏力，口淡无味，纳呆，曾服用食母生、多酶片等药，一直无效。曾做 X 线钡餐造影显示：胃小弯切迹位于髂嵴连线以下 6.5 cm，胃蠕动迟缓。症见：精神不振，面色萎黄，胃脘部痞满胀痛不舒，食后尤甚，时有嗳气，口淡无味，纳谷不香，周身疲乏无力，大便稀薄，日 1 ～ 2 次，舌淡、苔薄，脉沉细无力。

辨证：脾胃虚弱，中气不足。

处方：补中益气汤加味。

党参 15 g　白术 12 g　黄芪 20 g　升麻 6 g
陈皮 12 g　枳壳 12 g　茯苓 15 g　焦三仙各 12 g
鸡内金 12 g　炙甘草 3 g　生姜 3 片　红枣 5 枚
7 剂，水煎服，每日 1 剂。

二诊（1992 年 2 月 22 日）：脘腹胀满已减，饮食稍增，唯大便仍稀。照上方再加山药 20 g，煨诃子 12 g。7 剂，水煎服，每日 1 剂。

三诊（1992 年 3 月 1 日）：诸症均减，饮食增加，大便仍不成形。照首方加山药 20 g，煨诃子 15 g，白扁豆 20 g，广木香 6 g。14 剂，水煎服，每日 1 剂。

四诊（1992 年 3 月 18 日）：诸症消失，身体较前有力，大便已基本正常，嘱其补中益气丸与香砂六君子丸交替服用以善后。

1 个月后复查 X 线钡餐造影显示：胃恢复到正常位置。随访 2 年，未再复发。

按： 劳倦伤脾，脾虚不运则中气不足，升提无力，而致内脏下垂。方中参、术、芪、草、枣益气健脾而补中；升麻则升举中阳；陈皮、枳壳、茯苓、生姜和胃而助运；又加焦山楂、焦神曲、焦麦芽、鸡内金消食化滞。诸药相伍，共奏补中益气，和胃消食，健脾助运之功。本患者因过度劳累而致胃下垂，体倦乏力，纳谷不香，用补中益气汤加味治疗，药证相符，故获良效。

医案 13

许某，女，42 岁。

患者胃脘痛 10 余年，近 2 个月加重，无论饥饱均感胃脘部疼痛不适，口苦发黏，食欲缺乏，嗳气频作，但无泛酸，胃脘嘈杂、胀满，有灼热感。食后尤甚，胃镜检查示"慢性浅表萎缩性胃炎"。舌红、苔黄腻，脉弦细稍数。

辨证：湿热蕴结，胃失和降。

治法：辛开苦降，消滞和中。

处方：半夏泻心汤加减。

黄连 12 g	吴茱萸 6 g	黄芩 12 g	陈皮 15 g
半夏 12 g	茯苓 15 g	神曲 12 g	麦芽 15 g
连翘 12 g	甘草 3 g	生姜 12 g	

3 剂，水煎服，每日 1 剂。

二诊：胃脘部嘈杂，胀痛明显减轻，唯大便偏干。上方加黑大黄 12 g，莱菔子 15 g。4 剂，水煎服，每日 1 剂。

三诊：大便变软，胀痛大减，饮食增加。照上方减黑大黄，继续服用。6 剂，水煎服，每日 1 剂。

四诊：诸症基本消失，又嘱其服保和丸调理之，半月而愈。因恐惧而不愿再做胃镜复查，1 年后随访未见复发。

按：本例患者以胀痛、嘈杂、灼热感为主症，当责之湿热蕴结，阻滞气机，胃失和降使然也。其治当苦辛并用，苦能降而辛能通，清湿热而和中焦，故赵老用半夏泻心汤减人参之温补，易干姜为生姜，其义乃是去其燥热而留其温通也。方中取芩、连苦寒泄热而健胃，二陈燥湿化痰，和胃降逆；吴茱萸辛温能散能通，以助脾运化之力，连翘清胃中郁热，更助芩、连之苦降。诸药相伍，使胃中热得清、湿得化，气机调畅而胃气和降，诸恙自平。

医案 14

贺某，女，49 岁，1992 年 9 月 24 日就诊。

患者胃脘疼痛已 10 年，曾做 X 线钡餐造影及胃镜检查均示“胃窦小弯部溃疡”。9 月 22 日上午劳动回家，食凉馒头一个，中午又食面条两碗，下午突发胃痛，随后出现呕吐。开始吐出未消化食物，至夜又呕吐咖啡色黏液约 300 mL，曾给予止血、输液等治疗，胃脘部疼痛虽有减轻，但一直疼痛不解，求诊于赵老。症见：胃脘部刺痛拒按，进食则疼痛加剧，排出柏油样大便，大便潜血试验阳性，舌紫暗边有点状瘀斑，脉细涩。

辨证：久痛入络，气滞血瘀。

治法：理气行血，祛瘀生新。

处方：膈下逐瘀汤加减。

桃仁 10 g	牡丹皮 10 g	赤芍 10 g	当归 12 g
延胡索 15 g	五灵脂 10 g	炒蒲黄 10 g	黑大黄 10 g
炒枳壳 10 g	木香 6 g	甘草 6 g	三七 3 g（冲）

3 剂，水煎服，每日 1 剂。

二诊：胃痛减轻，大便转黄，唯饮食仍差。照上方加焦三仙各 12 g。3 剂，水煎服，每日 1 剂。

三诊：诸症悉平，随后改用异功散加乌贼骨、煅瓦楞等调补脾胃而收功，半年后随访未见复发。

按：胃脘疼痛迁延不愈，久痛入络，加之饮食不慎，损伤血络，而致瘀血留滞胃脘，升降失司而发本病。赵老拟膈下逐瘀汤加大黄炭以推陈致新，失笑散以活血止痛，更用三七止血活血而不留瘀，故取效甚佳。

医案 15

王某，男，44 岁，1956 年 5 月 20 日就诊。

患者素有胃痛宿疾，西医诊为“十二指肠球部溃疡”。近日天气骤冷，胃痛加剧，夜晚尤甚，上腹部压痛，时吐酸水，稍喜热饮，自云饮用少量黄酒后感觉舒适，舌淡、苔白，脉细。

辨证：中焦虚寒。

治法：温中散寒。

处方：桂枝人参汤。

党参 20 g　干姜 12 g　白术 12 g　桂枝 8 g　炙甘草 6 g

3 剂，水煎服。

二诊（1956 年 5 月 24 日）：服药后胃痛减轻，已不泛酸，仍觉口渴，舌脉同前。上方加白芍 12 g，继服 3 剂。

三诊（1956 年 5 月 28 日）：除偶有口渴外，余无明显不适。上方去桂枝，加大枣 3 枚，续服 3 剂而愈。后又嘱其常服健脾丸以臻善后。

按：桂枝人参汤功擅温中解表，本为仲景为误下后脾气虚寒而表邪不解而设。临床用之，不必拘于表邪之有无，凡属中焦虚寒之证，均可化裁用之。本方对消化性溃疡之虚寒型，疗效较佳，以此化裁调治，多可痊愈。

小结：胃痛多由暴饮暴食，伤及脾胃；或恣食生冷，损及脾阳；或忧思郁怒，情志所伤；或劳逸不当，脾胃失和；或感受风寒，气机受阻等因素，造成脾胃功能失调而致。其中有寒有热，有虚有实，或虚实兼并，或寒热错杂。临床治疗切忌只见其虚，忽视其实，或只顾其本，不治其标。若妄用滋补，或助湿恋邪，或壅气生火，可引起诸多变证。赵老认为，胃痛一般施用补法时，在补益药中少佐芳香辛散之品，使其补而不壅，滋而不腻。若为虚实兼夹，赵老主张先治其标（祛邪）使胃复通降，脾得健运，从而食进胃强，得以水谷充养，不补自补矣。若脾虚兼气滞，先以陈皮、香附、香橼、佛手、枳壳、紫苏梗等行气通降，只有在虚证明显时才用党参、炙黄芪、甘草以顾其本。若脾虚兼湿阻中焦者常用藿香、佩兰、茯苓、豆蔻、薏苡仁等芳香淡渗，只有在脾虚明显时才加山药、白扁豆等运脾健中。若脾虚夹有食积则先用焦山楂、焦麦芽、焦神曲、鸡内金、莱菔子、制大黄等消食化积，只有在脾虚明显时才加太子参、白术等益脾和中。总之，对于胃痛的治疗，着重于“通”，即使应用补法，亦多需补中寓通。

二、呕　吐

医案1

黄某，男，47岁。

患者间断性呕吐7个月之久。西医检查无明显病变，给予胃复安等治疗无效，中医以温胃散寒，疏肝解郁，活血化瘀，滋阴益胃等多法治之而乏效，遂求治于赵老。症见：呕吐时作，胃脘嘈杂，胸中烦热，手足厥冷，少腹不温，气短乏力，舌红、苔中剥，脉弦。

辨证：细审之，为阴阳之气不相顺接，各随其势独居一端，因而出现寒热错杂之症。胃居中以降为顺，若阴阳之气乱于中焦，其和降之职不行，不行即逆，故久呕不愈。

治法：清温并用，交通阴阳。

处方：乌梅丸加减。

乌梅 9 g	细辛 3 g	干姜 9 g	当归 9 g
茯苓 9 g	花椒 6 g	党参 9 g	旋覆花 9 g（布包）
桂枝 6 g	黄柏 6 g	黄连 6 g	

水煎服。

服 1 剂后，呕吐大减；2 剂后，喜告病愈。随访 1 年未复发。

医案 2

黄某，女，28 岁，1957 年 8 月 14 日就诊。

患者素有胃痛宿疾，昨日饮用白酒后，当晚出现胃痛呕吐，今晨吐出鲜血约 100 mL，口渴，大便 3 日未行。4 小时前，服用西药（不详）后，胃痛消失，但仍觉痞闷不适。半小时前又吐鲜血约 50 mL，夹食物残渣及黏液，舌红、苔黄，脉弱。

处方：仿仲景辨治热痞之意，急处大黄 10 g，黄连 6 g，以沸水浸泡后代茶饮。

二诊（1957 年 8 月 15 日）：自言服上方后泻下 1 次，多为黏液血便，胃中仍觉不舒，吐血亦再作，嘱其仍以上方如法治之。

三诊（1957 年 8 月 16 日）：诸症消失，除偶有恶心外，余无明显不适，遂处以炮姜炭 10 g，煎汤代茶服，以资善后。

按： 本案患者之呕吐，当属热蕴中焦，灼伤脉络所致。大黄黄连泻心汤功擅泻热消痞。本方不用煎法而以沸水浸泡，乃取其气、薄其味之意，有利于清上部无形邪热，而不在于泻下里实。蕴热得消，血络得宁，而吐血自止。

三、呃　逆

医案 1

赵某，男，61岁。1982年秋就诊。

患者4年前与其妻儿发生口角，遂出现呃逆，胸胁胀满，食少头晕，经用宽胸镇潜之剂及有关西药治疗，可暂缓一时，药停仍发。后又多方求治，终未根除。近3个月来，病情益趋恶化，摩揉鼻翼或触按其脉，则呃声连连，良久乃止。背部有如掌大奇痒不止，搔之则呃声甚厉，烦惋之极。一阵呃后，每吐出少许痰涎，脉象甚弦。

辨证：察脉聆音，审症求因，知为情志不疏，郁怒伤肝，肝气逆乘于胃，胃气上冲则病呃逆。胃气久不和平，聚湿生痰，痰随悖逆之气上壅，故胸满吐涎。向日宽胸镇逆，非其治也。

治法：疏肝和胃为主，兼以化痰降逆。

处方：逍遥散加半夏、佛手、丁香。

服药4剂，胸胁快里，呃逆次数减少。又2剂后，触鼻、按脉、搔痒时皆无呃声出现，食增意惬，苦疾获疗。

按：临床治病，遣方用药务须灵活。赵老调治内伤所常用的逍遥散，就有如下增损法：感冒发热、鼻塞、咳嗽者，原方去掉当归、白芍，加荆芥、杏仁、桔梗。春天顺应少阳升发之性，每于方中重用薄荷，另加葛根。肝旺而升木太过者，则重用白芍，另加钩藤、旋覆花。脘腹胀满加厚朴、佛手。肝郁血虚，经后腹痛者，原方去薄荷，加熟地黄。治胁腹疼痛，以原方加金铃子散。治偏头痛、雀目、鼻渊，以原方去生姜加蔓荆子、菊花、辛夷、密蒙花。胁痛偏于左者，加郁金、青皮；胁痛偏于右者，重用白芍另加片姜黄。惊恐者去薄荷、生姜，加珍珠母、朱砂。凡此加减运用，临床疗效颇为显著。

医案2

王某，男，54岁，工人，1991年3月8日就诊。

患者罹患胃溃疡已10余年，经常出现呃逆不舒，遇寒则重，重则呃声连连而低沉，睡眠及饮食均受影响。近日来，饮食渐减，日食量不满250 g。症见：面色萎黄，形体瘦弱，双手扪胸，懒于言语，舌淡胖、苔薄白，脉沉弱难触。

辨证：脾胃虚寒，中气不守，上逆动膈。

治法：温阳燠土，和胃降逆。

处方：如下。

人参9 g（另炖）　干姜6 g　白术9 g
熟附片12 g（先煎）　丁香6 g　柿蒂5枚　炙甘草6 g
水煎温服。

上药服1剂后，呃逆明显减轻；3剂，呃逆基本控制。后调理脾胃，胃气渐复，经年之苦得除。

按：呃逆一证，古名为“哕”。《内经》云“胃气逆为哕”，《金匮要略》亦有“哕逆”之文。本例属阳气虚弱，寒邪积于胃，胃失和降，气逆而上，加之旧有溃疡伤中，膈间亦为之不利，故呃逆声低而频，不能自制；遇寒加剧，声低沉缓，证属寒呃。故治宜温阳散寒，和胃降逆，用附子理中汤合丁香、柿蒂，顽固性呃逆竟止于一旦。

四、腹　痛

医案1

谢某，男，35岁，教师，1972年8月3日就诊。

患者自述腹痛已年余，经某医院检查，诊为“慢性非特异性结肠炎”。几服西药，迄未见效，因来求治于赵老。患者腹痛以脐旁为显，喜揉按，痛时欲大便，便溏而不爽，且伴有白色黏液，纳差，胁胀，下肢不温，舌淡，脉沉弦。

辨证：腹痛，证属肝郁气滞，升降失常。

治法：疏肝理气，调和肝脾。

处方：四逆散加味。

柴胡12g　白芍18g　白术9g　枳实6g　甘草6g
乌梅18g　附片6g　罂粟壳6g　黄连5g　薤白9g
3剂，水煎服。

二诊：服药后，腹痛及便次均减，大便稍稠。上方略更，又续进月余而愈。

医案2

黑某，男，41岁，1954年深秋就诊。

患者自述曾因负重远行山路，时逢柿熟季节，以柿子充饥解渴。数日后，腹部胀痛、阵阵发作、腹痛拒按，肠鸣辘辘，频繁呕吐，初吐为食物，后吐为酸苦黏液，痛苦莫可名状。曾注射阿托品等止痛剂，只能缓解一时，顷刻复作，并又用他法灌肠，试图让柿块排出，亦不见减轻，延治3日无效，病情渐趋严重，特邀赵老诊之。望其面色蜡黄消瘦，呈痛苦面容，触其腹，硬结高低不平。诊其脉沉而涩。其他症状如上述。

思之，其病发作急骤，岌岌可危，非麝香不能解也。遂处予麝香0.9 g，令其以纱布外裹于脐部，上面另放一热水袋，借热力以助麝香行散透窍之功。翌日8时许，腹部萌动，泻下秽浊之物，并有结聚之柿块排出，气机畅达，腹痛得止，欲食，嘱其以稀粥少少饮之，渐渐饮食复常，病遂告愈。

按：本例大量食用柿子而结聚于胃腑，使气机阻塞，腑气不通，故而为病，相当于现代医学的“幽门梗阻”。前人有“木制中毒，唯有麝香可解”之训，麝香辛温芳香走窜，具有通幽辟秽，开窍，通络之功，更为祛瘀下胎之神品，若胎死腹中，或产后胎衣不下，皆可随手取效。麝香既有如此之功，柿结胃腑岂不可与欤？故用麝香0.9 g外用，邪去正安，获桴鼓之效。

五、泄　泻

医　案

患者姜某，男，49岁，1976年11月18日就诊。

患者下利已3年，服中药近百剂，但效果欠佳。下利色青，腹痛即便，便后舒畅，西医谓其结肠过敏所致，但治之亦乏良效。查其舌淡苔白、有齿痕，脉沉细。

辨证：脾肾阳虚，阴寒偏盛。

处方：白通汤原方。

干姜 12 g　　附片 10 g（先煎）　　葱白 6 根
3 剂，水煎服。

二诊（1976 年 11 月 21 日）：下利大减，便色转黄，仍有腹痛，舌淡、苔白，脉缓。上方加灶心土 30 g，继服 3 剂。

三诊（1976 年 11 月 26 日）：言服上方后下利已止，腹亦不痛，唯增口渴、烦躁之症。遂予上方去附片，加炒白芍 15 g，继服 4 剂巩固疗效。

四诊（1976 年 12 月 2 日）：下利一直未作，口渴、烦躁亦不明显，嘱其长服人参健脾丸以资善后。

按：白通汤功擅破阴回阳，宣通上下，药专力大。本方名曰白通，谓葱白能通阳气故也。该方贵在通阳之气，治少阴虚寒下利，用之得当，确有良效。

六、痢　疾

医案 1

龚某，女，56 岁，1978 年 7 月就诊。

患者素有腹泻史，3 年前，因腹痛绵绵，下痢坠胀，治之失当，长期不愈，竟成血痢。因家境窘困，且尚能进食，故未予及时治疗。近日病情加剧，大便脓血，日行 15 次以上，食纳减少，方延医治。时当酷夏，仍蜷足卧床，上覆棉被而不汗出，腹中冷痛，便血多，色紫暗。伴小腹坠胀，气短息微，面色苍白，不发热。口不渴，舌淡、苔白，六脉沉细无力。

辨证：花甲之年，正气素虚，待温则舒，乃虚寒下痢明矣。

治法：温中助阳，健脾化湿，涩肠固脱。

处方：如下。

党参 9 g	白术 9 g	干姜 9 g	升麻 6 g
藿香 3 g	赤石脂 15 g	茯苓 12 g	木香 6 g
陈皮 6 g	黄芪 9 g	甘草 3 g	当归 6 g
白芍 9 g			

3 剂，水煎服。

二诊：便次及脓血大减，腹痛有缓。药证相符，乃遵上方加砂仁 6 g。3 剂，水煎服。

三诊：食量增加，脓血已止，腹痛消失，唯体力未复，拟归芍六君子汤加减以善后。

前后服药 12 剂，经年沉疴，一旦霍然。追访 3 年来，未再复发。

按：本例泄泻数载，因延期施治，竟致痢疾，复因未予及时治疗，致痼疾迁延不愈，逐渐加剧。久痢伤脾，脾虚失于统血，湿邪乱于肠间，故痢下无度，时发时止。联系病史，结合脉症，辨其病机为中虚脾湿，实为虚寒痢，故拟理中汤加味，温中化湿，健脾厚肠。服药 6 剂痢止，后以归芍六君子汤加减，缓图固效。

医案 2

孙某，男，45 岁，1973 年 2 月 15 日就诊。

患者曾于 2 年前患急性细菌性痢疾，初用合霉素、氯霉素及磺胺类药物抗菌消炎而获效，但以后每遇饮食不慎或腹部受寒而发作，1 年发作达五六次之多，一次比一次严重。近日来，因夜卧感寒，其痢又作，见便下脓血，里急后重，腹部隐痛，食欲减少，倦怠怯冷，复予前药不应。曾用芍药汤导滞，四神丸温肾，均无效果，因而邀赵老诊治。症见：形体消瘦面黄，呈重病容，按其腹，无痞块，肠中蠕动有声，四肢清冷，舌淡胖，脉细而涩，余症如上述。

辨证：此因痢久正虚，湿邪留滞，思其病长日久，结合全身情况，则脾阳之损亏可知。寒湿内蕴，壅滞大肠气机，气血与肠中秽浊之气相搏结，则化为脓血，痢作矣。正虚邪恋，病根未除，故感受外邪或饮食不当而诱发。

治法：健脾温中，调气和营。

处方：连理汤加味。

党参 9 g　白术 9 g　干姜 9 g　甘草 3 g　地榆 9 g
黄连 9 g　枳壳 9 g　赤芍 12 g　泽泻 9 g　木香 9 g
3 剂，水煎服。

二诊：腹痛及里急后重皆除，便下稀溏而无脓血，唯纳食仍少，神倦乏力，易前法为健脾渗湿，方用参苓白术散加减。处方：党参 9 g，白术 9 g，茯苓 12 g，山药 20 g，扁豆 9 g，陈皮 6 g，薏苡仁 15 g，乌梅 9 g，焦神曲、焦山楂、焦麦芽各 12 g，炙甘草 6 g。6 剂，水煎服。

三诊：服药后，精神状态大为好转，知饥思食，脉转和缓。为杜其复发，令服健脾丸 2 盒，每日 2 次，每次 1 丸，后随访未再复发。

按：本例始患菌痢，治未彻底，后拖延失治，以致湿热余邪留滞肠中，故每当受凉或饮食不慎即见腹痛，里急后重，便下脓血。痢疾反复发作，戕伤中阳，故见怯冷，脉沉细。证为脾胃虚寒，肠中湿热留恋。治疗先以健脾温中，兼清湿热，并佐以调气和营，用参苓白术散合健脾丸，以巩固治疗，促其康复。

第五节 肝胆系病证

一、胁 痛

医案 1

简某，男，36 岁，1991 年 3 月 24 日就诊。

患者自觉全身疲倦乏力，右胁肋隐隐作痛，初未介意。1990 年 9 月初体检时发现转氨酶升高，HBsAg 阳性（1∶64）。“两对半”检测结果显示：HBsAg 阳性，HBeAb 阳性，HBcAb 阳性。曾服葡醛内酯片、肝必复、云芝肝泰、灭澳灵和复方树舌片等药半年，病情时轻时重。刻诊见右胁肋隐隐作痛，脘腹胀满，纳差，体倦乏力，小便微黄，脉沉细稍数。

处方：舒肝解毒汤加减。

当归 12 g	白芍 15 g	柴胡 15 g	茯苓 15 g
板蓝根 20 g	败酱草 15 g	茵陈 30 g	川楝子 15 g
金银花 15 g	蒲公英 15 g	五味子 12 g	焦三仙各 12 g
甘草 6 g	生姜、红枣为引		

9 剂，水煎服，每日 1 剂。

二诊（1991 年 4 月 2 日）：饮食略有增加，照上方加鸡内金 10 g。9 剂，水煎服，每日 1 剂。

三诊（1991 年 4 月 12 日）：饮食明显增加，右胁肋疼痛减轻，继续照上方服用。

四诊（1991 年 4 月 26 日）：连续服药 32 剂，做肝功能检查示转氨酶正常，HBsAg 阴性（1∶8），“两对半”仅有 HBeAb 阳性，余项皆为阴性。为巩固疗效，照首方去金银花、蒲公英、茵陈、川楝子，加党参 12 g，黄芪 20 g，继续服用近 2 个月。复查肝功能均正常，“两对半”各项皆为阴性。随访半年，身体健康，复查“两对半”3 次，诸项皆为阴性。

按：本方是赵氏治疗乙型肝炎的经验方，临床根据病情，随症灵活加减，每获良效。若两胁胀痛甚者，加青皮、佛手、厚朴；若纳呆、腹胀者，可加焦山楂、焦神曲、焦麦芽、鸡内金；若右胁肋痛甚者，可加延胡索、郁金、丹参；若肝脾肿大者，可加炙鳖甲、三棱、莪术；若转氨酶升高者，可加五味子、黄芩、半枝莲；若体倦乏力者，可加太子参、黄芪等。

医案 2

王某，女，39 岁，工人，1978 年 4 月 11 日初诊。

患者自述半年来胸胁部常微胀不舒，近日渐觉疼痛，痛如针刺，乍轻乍重，夜间疼痛明显，位置固定。伴面色红赤，时觉面热、心悸、气促、夜寐不宁。舌红、苔微黄，脉弦直而长。

辨证：肝着，乃气滞血瘀、胁络受阻所致，瘀积日久，兼有化热之象。

治法：理气化瘀，通络止痛。

处方：《金匮要略》旋覆花汤加味。

旋覆花 15 g（布包）	茜草 9 g	青皮 9 g	柴胡 9 g
丝瓜络 9 g	红花 6 g	当归尾 9 g	白芍 9 g
甘草 3 g	大葱 3 茎		

3 剂，水煎服。

二诊（1978 年 4 月 15 日）：胸胁胀感微减，但仍觉疼痛，乃气血尚未宣通，守前法，柴胡、丝瓜络各减至 6 g，加橘叶 3 g，薄荷 3 g。3 剂，水煎服。

三诊、四诊：疼痛有减，夜寐稍安，余症皆有改善，守上方，每诊各进 3 剂。

五诊（1978 年 4 月 25 日）：病情继续好转，已无烦躁。遵一诊方，去白芍，加牡丹皮 9 g，薄荷 3 g。3 剂，水煎服。

六至八诊：胁痛基本控制，心悸气促消失。舌红、苔微黄，脉弦细，治当和营理气。处方：旋覆花 12 g（另包），茜草 9 g，牡丹皮 9 g，赤芍 12 g，当归尾 9 g，红花 9 g，薄荷 3 g，沙参 12 g，青皮 6 g，郁金 6 g，甘草 3 g。3 剂，水煎服。

九诊（1978 年 5 月 9 日）：胁痛已止，精神转常，但觉咽干口燥，食欲欠佳，舌红、苔微黄。乃气阴亏虚，胃液被夺之象。治当益气养阴，兼清余热。处方：牡丹皮 9 g，赤芍 12 g，郁金 9 g，当归 9 g，太子参 12 g，茯苓 12 g，白芍 12 g，青皮 9 g，沙参 12 g，麦冬 9 g，淡竹叶 9 g，石斛 9 g，甘草 3 g。上方间日 1 剂，连用 6 剂，诸症皆除。

按：“肝着”病名，出于《金匮要略》。其形成原因主要是肝脏受邪而输泄失职，经脉气血瘀滞，着而不行所致。症状以胸胁痞闷不舒，甚或胀痛刺痛为主。其病为胁络气血凝滞，故治以行气活血，通阳散结，拟旋覆花汤加理气活血之品，以助活瘀化着之力。治疗后期，气畅血行，阳通瘀化，然气阴有亏，故益气滋阴、健脾培根为法，鼓舞正气，抗病除邪，而使肝着痼疾痊愈。

医案 3

崔某，女，36 岁，干部，1977 年 12 月 3 日就诊。

患者患慢性胆囊炎已 10 年，自述胁痛每年发作数次，每次以油腻饮食及精神不畅为诱因。病作时，发热胁痛，牵连右肩，甚则痛不可忍，呕吐绿色苦水，并兼有纳差，食后腹胀，恶闻油腻，口干而苦，大便干结，形体消瘦，面色萎黄，舌苔白腻，脉弦细。

辨证：胁痛。肝胆气滞，湿热瘀阻所致。

治法：理气健胃，化湿消热。

处方：如下。

醋柴胡 9 g	广郁金 9 g	枳壳 9 g	姜半夏 9 g
青皮 9 g	陈皮 9 g	焦山楂 15 g	炒麦芽 12 g
鸡内金 9 g	延胡索 9 g	广木香 6 g	茵陈 12 g
藿香 6 g			

5 剂，水煎服。

二诊（1977 年 12 月 9 日）：胁胀痛已减，胃纳仍差，苔腻始化。守上方去茵陈，加炒槟榔 9 g。5 剂，水煎服。

三诊（1977 年 12 月 16 日）：胁痛已除，饮食有增，余症皆有好转。上方去木香，加佛手 9 g，茯苓 12 g，5 剂，水煎服。嘱其平时应注意饮食、寒暖、情志的调理，防止复发。几年来，胃纳如常，宿疾得除，健康状况有所好转。

按：肝脉布两胁，与胆相表里，故肝胆气郁不畅，常表明有胁肋疼痛为主的病变（西医诊断为胆囊炎的患者，亦以胁痛为主，故属“胁痛”范畴）。胆为“中精之腑”，疏泄胆汁，以通行下降为顺，故其宜通不宜滞，宜下行不宜上逆。若情志抑郁，寒温不适，或过食肥甘厚味，即可阻滞气机，影响胆汁疏泄，引起以胁痛为主症的病变。本例患者，即是因偶食油腻或精神不畅而诱发或加重。因其病久，邪已化热，犯及脾胃，形成湿热蕴结，故缠绵难愈，反复发作。采取理气健胃、清化湿热之法以收功。

二、黄疸

医案

周某，男，24岁，工人，1976年11月2日初诊。

1976年6月患急性黄疸型肝炎，在某县人民医院住院治疗，经用中西药治疗4个月，病情未减，反趋恶化，黄疸指数为180单位，体温39℃，腹水征阳性，尿糖（+）。10月20日转入郑州某医院治疗，经检查确诊为“亚急性重型肝炎”，治疗10天，病情恶化，昏迷不醒，黄疸指数230单位，病情重笃，实有夺命之危，遂下病危通知书。家属星夜赴郑州，为存一线生机，前来求赵老诊治。患者身、目、颜面深黄色，口干，唇黯皱裂，饮食难行、点滴不进，神昏不安，时有谵语，大便干少、气臭，小便短赤，身热灼手，腹水明显，舌红绛、苔黄厚而燥，脉滑数。

辨证：属邪热内燔，毒滞血分，心神被扰之急黄。湿热之邪，郁久不解，胶结化火，毒热炽盛伤津，故高热烦躁，口唇干裂；热蒸胆汁外溢，则见身目深黄；热毒内扰心包，神不内守，故烦躁不安，神昏谵语；肝胆气滞不畅，气、血、水阻滞腹中，因出现腹胀腹水；舌红绛，苔黄燥，脉滑数，均为热毒内炽之象。

治法：凉血解毒，清热利湿退黄。

处方：如下。

金银花 60 g	连翘 30 g	板蓝根 30 g	茵陈 45 g
生栀子 15 g	生大黄 10 g（后下）	蒲公英 30 g	柴胡 30 g
佩兰 20 g	郁金 10 g	丹参 60 g	黄连 15 g
牡丹皮 20 g	泽泻 15 g	白茅根 60 g	

1剂，水煎约300 mL，1次急服。

二诊（1976年11月3日）：体温有降（38.6℃），神志稍清，余症如前，仍按上方稍作增减。处方：金银花60g，连翘30g，板蓝根30g，茵陈45g，栀子15g，生大黄10g（后下），柴胡20g，佩兰20g，菖蒲10g，郁金15g，丹参45g，黄连10g，枳实10g，牡丹皮15g，白茅根30g，泽泻15g，美人蕉根60g。3剂，水煎服。

三诊（1976年11月6日）：服上药后，体温降至37.5℃，大便色黄质软，小便色黄，腹水减轻，神志清醒，问可应答，能食少量流质饮食，舌红、苔黄，脉弦数，谷丙转氨酶180单位，黄疸指数110单位，据其脉症，里热仍存，治宜继守清法再进。处方：金银花60g，连翘20g，板蓝根30g，茵陈30g，栀子12g，生大黄12g（后下），柴胡20g，川楝子10g，丹参30g，赤芍10g，茯苓15g，白茅根30g，厚朴10g，泽泻10g，车前子12g（布包）。6剂，水煎服。美人蕉根60g，另煎水作茶频饮。

四诊（1976年11月12日）：黄色渐退，腹水大消，每餐可食流质食物100g，胁痛隐隐，小便微黄。处方：金银花15g，板蓝根30g，茵陈30g，柴胡15g，香附9g，白芍15g，丹参30g，厚朴9g，大腹皮20g，泽泻9g，生栀子9g，木香6g，焦白术15g。6剂，水煎服。另用美人蕉根60g，水煎，渴即饮之。

五诊（1976年11月18日）：体温正常，腹水微量，已能独自下床活动，精神不振，气短乏力，脉弦沉数。处方：板蓝根30g，茵陈10g，郁金10g，柴胡10g，金钱草20g，半夏9g，陈皮9g，茯苓15g，白术15g，大腹皮15g，党参6g，甘草6g。6剂，水煎服。

六诊（1976年11月24日）：身目微黄，腹部时胀，右胁隐痛，口苦，食欲缺乏，神倦乏力，小便黄，舌脉如前。处方：板蓝根20g，茵陈20g，金钱草20g，茯苓15g，白术15g，大腹皮15g，木香6g，青皮12g，香附15g，桃仁9g，甘草6g，美人蕉根30g。水煎，每日1剂，连服半月。

七诊（1976年12月10日）：黄疸已退，胁痛亦止，唯食尚差，夜间稍觉腹胀，当以调肝脾为治。处方：当归12g，白芍9g，柴胡12g，茯苓

15 g，白术 15 g，木香 6 g，太子参 9 g，半夏 9 g，陈皮 9 g，五味子 9 g，甘草 6 g。水煎，每日 1 剂，连服 12 剂。

八诊（1976 年 12 月 22 日）：病情基本痊愈，唯精神欠佳，自觉疲倦无力，经检查黄疸指数及肝功能均正常。为巩固治疗，处下列药物，令患者续服并嘱其饮食适宜，注意休养。处方：党参 12 g，白术 12 g，茯苓 10 g，青皮、陈皮各 9 g，茵陈 6 g，柴胡 6 g，五味子 9 g，炒山药 20 g，炒薏苡仁 15 g，丹参 15 g，香附 9 g，甘草 6 g。

后来信告知，连续服药半个月，病已痊愈，4 年来病无复发，身体健康。

按：亚急性重型肝炎，属中医学急黄范畴，其发病急骤，病情重笃。在本患危急之初期，赵老根据《诸病源候论·急黄候》中“脾胃有病，谷热郁蒸，又为热毒所加，故猝然发病，心满气喘，命在顷刻，故云急黄也”的记述，结合具体病情，以为邪实为重。因此，立意攻邪，采用清热解毒、活血化瘀、利湿退黄之法以治其标。特别是大黄的择用，一方面可泻火凉血以清神志与退黄，一方面能荡涤肠胃，解毒聚而除毒源，最与病机合宜。当病者神情、体温转常，腹水大减时，说明邪已驱除大半，正气有伤，于方中加入党参、白术以攻补兼施；后期治疗，则是从扶正培本、调和肝脾入手而告功。

三、胆　胀

医　案

患者王某，男，41 岁，1958 年元月 12 日就诊。

患者素有慢性胆囊炎，长期服用消炎利胆片，病情尚属稳定。3 天前，饮酒食肉后，右上腹疼痛加剧，伴畏寒，发热，呕吐，西医内科保守治疗后，病情难以控制，建议手术治疗，因患者不同意，而求中医诊治。症见：右胁疼痛、硬满拒按，发热，畏寒，口苦欲吐，舌红、苔黄腻，脉滑。

辨证：少阳郁热兼阳明里实。

治法：和解少阳，攻下里实。

处方：大柴胡汤化裁。

柴胡 12 g	黄芩 12 g	赤芍 12 g	半夏 12 g
大黄 10 g	枳实 12 g	生姜 2 片	大枣 3 枚

2 剂，水煎服。

二诊（1958 年元月 14 日）：发热消失，胁痛减轻，已耐触按，仍有呕吐，舌脉如前，上方去半夏，加厚朴 12 g，继服 2 剂。

三诊（1958 年元月 16 日）：服上药后泻下 4 次，胁痛大减，呕吐消失。改为清胆和胃之剂调理而愈。

按：大柴胡汤为仲景名方，功擅和解少阳，攻下里实。本方对急性胆囊炎等急性热病效果甚好。本方用后，多数患者均有泻下，病势随泻而解。该方有记载无大黄一味，证之临床，大黄当所必用，否则，疗效不够理想。

第六节 肾系病证

一、水 肿

医案 1

魏某，男，12 岁，1978 年 11 月 5 日就诊。

1978 年 11 月 3 日晨起身感寒热，两睑浮肿，当日上午到某医院进行尿常规检查显示，尿蛋白（+++）、红细胞（+++），肾区压痛，确诊为“急性肾小球肾炎”，曾注射青霉素、链霉素，服用其他西药等，疗效不佳，特求赵老诊治。患者面部浮肿、明亮光泽、按之即起，腰痛，恶寒，发热，无汗，胃纳不佳，时有呕吐，咳嗽气喘，小便不利。舌苔薄白，脉浮滑。

辨证：肺主皮毛，为水之上源，肺气被外邪郁闭，水借风气而鼓行于经隧，是以发病甚速，面部浮肿，伴气喘呕吐，亦致危之道。

治法：宣肺利水，和胃降逆。

处方：麻黄连翘赤小豆汤合二陈汤加减。

麻黄 4 g	连翘 9 g	赤小豆 15 g	陈皮 9 g
生姜 6 g	半夏 6 g	茯苓 15 g	紫苏子 6 g
杏仁 6 g	甘草 3 g	白术 9 g	大枣 4 枚

3 剂，水煎服。

二诊：服上药后发热、恶寒已止，呕恶已除，尿量增多，肿势渐退，但食欲缺乏。尿常规检查：蛋白（+++）。治当健脾益气，宣肺利水。处方：党参 7.5 g，白术 9 g，陈皮 6 g，半夏 6 g，茯苓 12 g，麻黄 3 g，赤小豆

12 g，连翘 7.5 g，薏苡仁 12 g，金银花炭 6 g，白茅根 15 g，甘草 3 g，3 剂，水煎服。

三诊：肿势已消，食纳增加，自觉身体清爽，病势虽去，恐难巩固，为防复发，宜行善后，遂处健脾益气之六君子汤，加山药 12 g，薏苡仁 15 g，猪苓 6 g，并嘱其注意饮食、寒冷，调理月余。1 年后随访，未再复发。

医案 2

黄某，男，35 岁，工人，1975 年 8 月 6 日就诊。

患者曾于半年前患“急性肾小球肾炎”，经积极治疗，水肿很快消退，但没有坚持用药，不久水肿又作，复治肿势不消，特来中医治疗。初诊：周身水肿、按之没指，微热口渴，胸脘闷塞，泛恶纳呆，小便短少，舌边尖红，舌苔白腻。

辨证：脾虚水泛，湿郁化热。

治法：健脾化湿，兼清郁热。

处方：五苓散合五皮饮加减。

桂枝 9 g	茯苓 12 g	猪苓 9 g	白术 9 g
泽泻 9 g	陈皮 9 g	大腹皮 9 g	厚朴 9 g
藿香 6 g	半夏 9 g	车前子 12 g	玉米须 30 g

3 剂，水煎服。

二诊：服药后，小便量多，腹胀、满闷有减，其他如前，仍用前方略有出入，续服半月余。

三诊：水肿全消，食纳增加，唯气短乏力。舌苔薄白，脉细弱，治宜健脾益气，以资化源。处方：党参 9 g，黄芪 12 g，白术 9 g，茯苓 12 g，陈皮 9 g，山药 20 g，泽泻 9 g，炙甘草 6 g，当归 9 g，连服 12 剂，调理而愈。

医案3

龙某，女，46岁。

患者患慢性肾炎5年，水肿反复发作，发则卧床不起，全身肿甚、按之如泥、凹陷不起，虽经多方治疗，效果不著。症见：心悸气短，语声低微，四肢不温，腰膝冷痛，畏风怯寒，脘腹胀满，纳少便溏，夜尿量多，面色白。舌淡而胖、苔白而湿润，脉沉迟无力。

辨证：脾肾阳虚，寒水泛滥。

治法：温补脾肾，化气行水。

处方：真武汤合理中汤加减。

附子9g	茯苓12g	白术12g	白芍9g
党参9g	干姜9g	桂枝9g	薏苡仁30g
泽泻9g	黄芪9g	龙骨9g	牡蛎9g
巴戟天9g			

6剂，水煎服。

二诊：服药后，汗出已止，四肢微微觉温，尿量有增，药证相符，仍守上方，略微加减。处方：附子9g，茯苓12g，白术12g，白芍9g，党参9g，干姜9g，肉桂3g，薏苡仁30g，泽泻9g，黄芪9g，杜仲9g，桑寄生15g，炙甘草6g，6剂，水煎服。

三诊：水肿大消，精神好转，但仍有畏寒怯冷感。故继续以温补脾肾为治。处方：附子9g，肉桂3g，茯苓12g，党参9g，白术9g，陈皮9g，半夏9g，薏苡仁30g，黄芪12g，丹参12g，桑寄生15g，杜仲9g，山药30g，山茱萸12g，炙甘草6g，水煎服，每日1剂，继服月余。

四诊：水肿全消，精神饱满，食纳每天500g左右，可做轻度家务劳动，但有时过劳则气喘、发热。治以益气健脾为主，以助生化之源，方用补中益气汤加减。处方：党参9g，白术9g，黄芪2g，升麻6g，柴胡9g，陈皮9g，当归9g，杜仲12g，炙甘草6g，6剂，水煎服。中土已健，四旁安和，调理数月，顽疾得除，体复正常。

按：以上3例“肾炎”患者，统属中医学“水肿”范畴。虽均以浮肿为主，但其治各有侧重。案1起病较急，证属“风水”，因其正气未虚，故治从肺脾，偏于逐邪。案2为脾虚湿重，湿中有热，故治从脾胃，偏于清热利湿，采取先攻后补。案3为脾肾阳虚，肿势严重，因其正气衰惫，故治以攻补兼施，而偏于补，使水气化而正不伤，正气扶而水邪除。3例水肿治法虽异，殊途同归，顽疾得除，此皆盘珠辨证之功矣。

医案4

蔡某，男，81岁，1991年8月12日就诊。

患者于1个月前患痢疾，经用西药治疗，痢止后即出现二便不通，后经治疗后大便通畅，但小便仍不通，经检查发现有前列腺肥大并纤维化，采用保留导尿管排尿。又经过药物、针灸及清洗膀胱等治疗后，尿液可沿着导尿管外缘流出，取出导尿管后仍不能排尿，特求治于赵老。症见：患者精神一般，痛苦病容，小腹时有坠胀感，双下肢有凹陷性水肿，保留导尿管排尿，舌淡胖大，舌面有黏液，脉弦大重按无力，尺脉尤甚。

辨证：肾阳亏虚，气化不利。

治法：温补肾阳以化气行水。

处方：五苓散加味。

桂枝10g　白术12g　茯苓20g　猪苓12g
泽泻15g　制附子10g　山茱萸15g　车前子15g（布包）
甘草3g
6剂，水煎服。

服药1剂，足肿已开始消退。服完3剂，双足浮肿全消，精神为之大振，照上方桂枝减至6 g，加琥珀3 g（冲）。又服3剂，去掉导尿管可自行排尿2次。而后又不能排尿，照上方加黄芪至20 g。连服6剂，去掉导尿管白天可自行排尿，但夜间仍不能自行排尿。此乃肾阳亏虚未复之兆也，照上方再加肉桂3 g（冲）。如此加减化裁，又连续服用12剂，小便畅通，诸症悉平，半年随访，未见复发。

医案5

查某，男，65岁，1992年4月16日就诊。

2个月前患者因感冒发热，经治疗而感冒获愈。后又出现右胁隐痛，脘腹胀满，纳差，虽经中西医治疗，病情时轻时重，以后又渐见小便短少，脘腹胀大，在某医院诊断为肝硬化合并腹水，遂给以保肝药、利尿药治疗，起初服药后腹水可见消退，到后来服利尿药无效，特来求赵老诊治。症见：精神不振，面色晦暗无华，肚腹胀大，青筋隐隐可见，有移动性浊音，纳差，小便短少，大便溏薄，四肢不温，舌淡、苔白滑，脉弦细。

辨证：脾肾阳虚，水湿不化。

处方：五苓散加味。

桂枝 10 g	茯苓 20 g	白术 12 g	泽泻 12 g
猪苓 15 g	大腹皮 15 g	赤小豆 30 g	玉米须 30 g
甘草 3 g	生姜皮 15 g		

3剂，水煎服。

服药3剂，小便增多，腹胀大减。照上方加山药20 g，再服6剂，尿量明显增多，腹胀大减。以后在原方基础上略作加减，连服30余剂，腹水已消，饮食增加，唯右胁肋仍有隐痛，又予逍遥散加鳖甲、龟甲、鸡内金等调理之，经月余而获愈。

医案 6

孟某，男，70 岁，1992 年 12 月 7 日就诊。

患者素有冠心病 10 余年，近三四年来出现下肢浮肿，午后较重，常服氨茶碱、氢氯噻嗪等药，病情时轻时重。症见：精神一般，形体肥胖，时有头晕，心慌气短，体倦乏力，下肢有凹陷性水肿，小便频数，量少，舌淡胖、舌边有齿痕、苔白滑，脉弦细。

辨证：水湿停滞，气化不行。

治法：温阳助气化，健脾利水湿。

处方：五苓散加味。

桂枝 10 g	茯苓 15 g	白术 12 g	泽泻 12 g
猪苓 15 g	薏苡仁 30 g	砂仁 10 g	太子参 12 g
车前子 15 g（布包）		甘草 3 g	

6 剂，水煎服。

服药 6 剂，小便明显增多，下肢浮肿消退，但稍一活动即感觉心慌气短，照上方加黄芪 15 g。又服 6 剂，下肢浮肿全消，唯觉全身困倦乏力，又在原方基础上稍加减。连服 20 余剂，诸症悉平而愈。半年后随访，患者身体健康，未见复发。

二、癃 闭

医 案

牛某，男，47 岁，农民。于 1956 年盛夏就诊。

患者于盛夏之际在野外劳动，约将午时，自觉少腹拘急，欲速小便，遂入厕，却无尿下，回舍又欲小便，复不能，反复周折，呻吟不止。傍晚时分，患者家人急邀赵老往视，验其舌红而少津，诊其脉细数。

辨证：暑热灼伤肺阴，金燥无以行水，膀胱失于气化。

治法：益气养阴祛暑，润肺助行治节。

处方：生脉散合六一散加味。

党参 12 g	麦冬 12 g	五味子 9 g	沙参 15 g
滑石 15 g	淡竹叶 12 g	西瓜翠衣 30 g	甘草 6 g

1 剂，水煎服。

嘱其急饮开水，加入少量糖、盐、醋约 700 mL，以直补阴津。

经用上药，约一时许，患者自觉稍安，少腹胀急之势已缓，并有排尿感，尿少而不畅，又一时许，经煎服二料，小便畅利而出，病告痊愈。

按：本患者冒暑劳作，热灼肺津，水液失布，致使上窍郁闭而下窍不开，发为癃闭之证。拟滋肺阴以润上窍，则肺气开发，津液畅行，膀胱得以通调，溺窍自开而癃闭之证除矣。此与治癃闭宜通利之法迥异，故虽小疾赘述之。

三、阳 痿

医 案

杜某，男，28岁，工人。

患者结婚5年，阳痿1年余。症见：腰膝酸软，头晕，耳鸣，梦遗，睡眠不安，自觉五心烦热，口燥口干，舌红、少苔，脉虚细而数。

辨证：属肾阴亏虚型阳痿。盖新婚夫妇，频于房事，暗耗阴精，导致肾阴亏虚，相火妄动。贼火上扰神明，故见睡眠不安、头晕、耳鸣；心神不宁，下摇肾精，所以出现梦遗、滑精；阴亏日久，血亦必虚，虚而致瘀，宗筋失养，故痿而不用。

治法：滋阴降火，兼以祛瘀。

处方：左归丸加味。

熟地黄 24 g	山药 12 g	山茱萸 12 g	菟丝子 30 g
枸杞子 9 g	牛膝 9 g	鹿角胶 9 g	龟甲胶 9 g
花蕊石 18 g	琥珀 3 g（冲）	知母 6 g	五味子 9 g
甘草 3 g			

水煎服。

二诊：服上药12剂，阳事能举，但举而不坚，耳鸣稍减，仍腰酸无力，脉细数。余症皆失。药已中鹄，效不更方，上方继续服半月余，阳事坚举，苦疾得除。

第七节 气血津液病证

一、梅核气

医　案

李某，女，46 岁，1993 年 4 月 5 日就诊。

患者自觉咽中有异物阻塞，吐之不出，咽之不下，每遇劳作或情志抑郁则加重，并伴见脘腹痞满，纳差，善太息。用中西药治疗月余，均未获效。诊其脉弦细无力，舌淡、苔薄白。

辨证：肝胃不和，痰气交阻上攻咽喉。

处方：如下。

旋覆花 15 g（布包）	代赭石 15 g	党参 12 g	半夏 10 g
紫苏梗 12 g	厚朴 12 g	茯苓 15 g	甘草 3 g
生姜 3 片	红枣 4 枚		

3 剂，水煎服。

服药 3 剂，诸症大减，照上方加陈皮 12 g，再服 3 剂，诸症悉平，迁延月余之顽疾竟获痊愈。

二、血　证

医案 1

胡某，男，28 岁，工人。

患者大便下血，色红势急量多，自觉胁腹胀满，肛门灼热。伴口苦易怒，且渴饮水，舌红绛，脉弦数。

辨证：属肝经风热过盛，下灼肠道血络而致大便下血。肝为风木之脏，每遇热极，便可引动，风火相煽，则血不得宁，是以便血作矣。

治法：治以清泻肝火为主，使火清风息，其血自止。另外，下血者气多不固，此患热盛气耗，故清热亦是固气也。

处方：白头翁汤合逍遥散加减。

白头翁 9 g	黄连 9 g	黄柏 9 g	秦皮 9 g
当归 9 g	白芍 12 g	茯苓 12 g	薄荷 3 g
地榆炭 12 g	茜草炭 9 g	槐花 9 g	甘草 3 g

3 剂，水煎服。

二诊：服上药便血已止，乃火泻风息也，唯恐余热不清，当穷尽羁邪。处方：白头翁 9 g，黄连 9 g，黄柏 6 g，白芍 12 g，当归 9 g，柴胡 9 g，槐花 9 g，枳壳 9 g，荆芥穗 6 g，生地黄 12 g，牡丹皮 9 g，甘草 3 g。3 剂，水煎服。

上药服后，诸症皆除，嘱其调理饮食以促康复。

医案 2

辛某，男，57 岁，农民，1975 年 10 月 8 日就诊。

患者自述已患肺结核 5 年，近半年来，咳嗽加剧，痰中常带血丝，后因情志过激，恼怒愤懑，出现咳血不止，血色鲜红，细询之，兼有胁肋引痛，烦躁不舒，潮热，盗汗，口干咽燥，两颧潮红如妆，身体消瘦。舌红，脉细数。

辨证：肺阴不足，虚火独亢，加之盛怒伤肝化火，两热相交，其势益彰，血随气火上升，灼伤血络。故咳血不止，量多色鲜。

处方：逍遥散合清骨散加减。

当归 9 g	青皮 6 g	白芍 12 g	牡丹皮 9 g
黑栀子 9 g	白及 6 g（另煎）	藕节 12 g	仙鹤草 9 g
生地黄 20 g	银柴胡 12 g	地骨皮 12 g	秦艽 9 g
青蒿 9 g	甘草 3 g		

3 剂，水煎服。另服云南白药 0.5 g，每日 3 次。

二诊：服上药，咳血基本得止，胸有微痛，余症均有好转，守法再进。处方：当归 9 g，白芍 12 g，牡丹皮 9 g，白及 6 g（另煎），仙鹤草 9 g，百部 9 g，龟板 9 g，生地黄 15 g，桑叶 9 g，地骨皮 12 g，阿胶 9 g（烊化），党参 9 g，甘草 3 g，3 剂，水煎服。

三诊：咳血已止，唯痰中时有血丝，痰少而黏，不易咳出。口干舌燥，脉细数，法当滋阴润肺为主，兼以止血。用百合固金汤加味。处方：百合 15 g，生地黄 12 g，熟地黄 9 g，麦冬 9 g，贝母 9 g，玄参 9 g，白芍 9 g，白及 6 g（另煎），阿胶 9 g（烊化），白茅根 20 g，地骨皮 12 g，甘草 3 g,3 剂，水煎服。

四诊：咳嗽减轻，痰易咳出，且无血丝，仍有汗出、神疲乏力、胃纳欠佳等脾肺气虚之证。治宜补脾益肺，取培土生金之意。用六君子汤合生脉散加味。处方：党参 9 g，白术 9 g，陈皮 9 g，茯苓 12 g，五味子 9 g，麦冬 9 g，百部 9 g，地骨皮 12 g，砂仁 6 g，牡蛎 12 g，白及 6 g（另煎），甘草

3 g，6 剂，水煎服。服药后，食纳增加，汗出已止，嘱其注意饮食调养，以促体力恢复。

医案 3

孙某，男，54 岁，农民，1977 年 2 月 20 日（正月初三）就诊。

患者患胃溃疡病 12 年，其间反复出血 3 次，后因新年快意饮酒，纵食辛辣，诱使病情加重，是日夜半，呕吐大作，食血杂下，胃脘嘈杂不畅，痛苦不可名状。遂急服云南白药，继注止血敏，尔后稍安，于翌日午时求治于赵老。当时患者情绪急躁不安，自觉心下懑闷，呕恶阵阵，胃脘刺痛拒按，嘈杂不适，口干而渴，大便色黑，尿黄量少。舌红、苔白腻，脉弦数而芤。于诊时又呕吐三块黑血。

辨证：辨属恣酒肆食，化火损伤胃络，络血循食道上溢，故致吐血。

治法：遵《医学心悟·吐血》“暴吐血以祛瘀为主而兼之降火”，治宜清胃泻火，化瘀止血。

处方：四生丸合十灰散加减。

侧柏叶 12 g	艾叶炭 9 g	生地黄 15 g	龟甲 9 g
茜草炭 9 g	山栀子 9 g	荷叶 12 g	黑蒲黄 9 g
牡丹皮 9 g	三七粉 3 g（冲服）	花蕊石 9 g	甘草 3 g

3 剂，水煎服。

二诊：未再吐血，情绪稍安，痛势减轻，仍当调和胃气，兼清胃热。处方：黄连 9 g，大黄 9 g（后下），茜草根 9 g，三七粉 3 g（冲服），代赭石 15 g，生地黄 15 g，玄参 12 g，牡丹皮 10 g，花蕊石 9 g，延胡索 9 g，香附 9 g，青皮 6 g，甘草 3 g，3 剂，水煎服。

三诊：其脉已趋和缓，大便转黄，纳谷增加，病情日渐好转，唯体力未复，更顾其有溃疡痼疾，故法遵东垣调理脾胃，以助气血之化生，促进溃疡之愈合。处方：党参9g，白术9g，茯苓9g，枳壳7.5g，陈皮7.5g，生地黄12g，茜草9g，代赭石15g，贝母9g，煅牡蛎12g，甘草6g，6剂，水煎服。药后体力渐复，经调养月余，已能从事体力劳动。

按：咳血、吐血及便血，统属“血证”范畴。其成因，多咎于气、火，但就临床所见，属热者较多，包括实热和虚热两途。其案1就是肝经风热过盛，下灼肠道，血络破损所致；案2为虚火上炎，灼伤阳络而发；案3则因于酒热灼伤胃络而上溢。三案出血各异，“热”之机理则一，故就其热而采取清热为主（清热泻火、养阴清热、清热凉血），兼施以治气、治血。病至后期，由于出血日久，中焦多被戕伤，故用药应忌克伐，而当以健脾摄血，引血归经为治。《仁斋直指》：“一切血证，经久不愈，每以胃药收功”，此之谓也。

三、汗　证

医　案

姚某，男，20岁，学生，1994年3月5日就诊。

1993年8月患者于汗出时用凉水洗澡，遂致全身不出汗，每遇气温高或剧烈活动后，全身皮肤发痒，烘热，胸中憋闷难受不舒，甚则皮肤有散在红色小斑点，但始终不见汗出，曾服用中西药治疗半年多，仍无效。初诊见患者精神一般，面色无光泽，全身皮肤干燥无华，有散在红色小斑点，舌淡、苔薄少津，脉弦细。

赵老认为是寒邪外束，卫阳被郁，遂给参苏饮加减以益气解表，数剂无效，皮肤干燥脱屑，又投以养血之四物汤加减，数剂后自觉身体对热的耐受力较前增强，但仍不见汗出，转投以麻黄汤加味。

处方：如下。

麻黄 10 g　桂枝 10 g　杏仁 10 g　炙甘草 3 g　荆芥 10 g
防风 10 g　丹参 10 g　赤芍 15 g　川芎 10 g　葱白 3 g（为引）
水煎服。

服药 6 剂，全身毛孔有针扎感，吃饭时口唇周围及鼻尖有汗出，活动后也可见鼻头汗出，照上方加细辛 3 g。

再服药 6 剂，口鼻周围及面部均可见汗出，出汗后心中畅快，拟上方再加生地黄 15 g。

又服药 6 剂，面部已转红润，颈部已见汗出，照上方去川芎再加川牛膝 15 g，继续服用。

又连续服药 10 剂。每遇气温升高或剧烈活动时，全身均可见汗出。为了巩固疗效，又以人参养荣丸以调理之，2 周而愈。

四、消　渴

医案 1

代某，女，34 岁，工人，1976 年 4 月 5 日就诊。

患者罹患糖尿病 5 年，尿糖持续阳性（+），血糖偏高，经控制饮食和用西药降糖治疗，未见功，且日趋严重，遂赴郑州求治于赵老。症见：患者烦渴多饮，日饮水量 500 mL 左右，尿频、量多，一昼夜达 20 余次，混浊如膏，月经量少、提前，身体消瘦，神疲体倦，面色无华，口干舌燥，舌红、苔白少津，脉细数无力。

辨证：以上症情叠见，属肺肾阴虚。阴虚则火旺耗津，病久则气虚难支。譬犹涸辙之鱼，急宜增水以消热保形。

治法：滋养肺肾，补气固本。

处方：如下。

黄芩 18 g	党参 12 g	当归 9 g	白芍 12 g
生地黄 15 g	熟地黄 12 g	麦冬 12 g	天花粉 12 g
五味子 9 g	山药 20 g	玄参 15 g	知母 12 g
甘草 9 g			

15 剂，水煎服。

二诊：服药后，口渴减轻，每日饮水不超过 2500 mL，眩晕较前好转，唯尿量仍多且浊，脉细数而尺弱甚，乃肾亏已极，无以泌别约束尿量之故。拟原方去归、芍加覆盆子 12 g，巴戟天 12 g。

三诊：上方服用月余，尿量大减，色不甚浊，口渴得止，精神及面色均已转常。唯全身肌肉欠丰，小便稍频。故守显效之方继进。

四诊：又历月半，服药近 50 剂，患者言周身舒适，尿量正常，尿液不浊。复查血糖已降至正常，尿糖为阴性。为巩固疗效，嘱其注意饮食调养，追访至今，康复如昔。

按：消渴一证，每有肺燥、胃热、肾虚所致，其病机主要在于热淫津涸，阴虚则燥，热愈甚，终成恶性循环。然则，肺燥失于治节，不能正常输津布液，致使水液下流走泄，故小便频数；胃火炽盛，耗灼津液，因而口渴引饮；肾为燥热所伤，固摄失权，精微下注，故小便浑浊。三脏互相影响，所以患者常渴饮、多尿并见。本例以烦渴多饮，尿频而浊为主，知其阴津亏乏，病位在上下二焦。因其病程迁延日久，故兼见神疲体倦，动则气短。因抓住肺肾二脏的病变，诊为气阴两虚之消渴证，故其治概以益气养阴为主，又兼入清热之品，即可金水相生，又绝灼津之源。标本同治，效果颇佳。

医案 2

贺某，男，64 岁，退休干部，1992 年 10 月 4 日就诊。

患者于 3 年前无明显诱因而渐觉口干渴而多饮，多尿，曾去某医院查空腹血糖 11.2 mmol/L，尿糖（+++），诊为糖尿病，给予消渴丸治疗（每次 10 粒，每日 3 次），口渴减轻，但时有反复。近几个月来曾见全身困倦，肢体酸沉，医又给服用滋阴清热之中药，以后虽然口渴缓解，但仍觉肢体酸困，疲倦乏力，脘腹胀满，迁延不愈，特来求赵老诊治。症见：患者精神不振，自觉口干而不欲饮水，纳差，食后胃脘痞闷胀，肢体困重，大便黏滞不畅，小便频数而量少，舌苔白厚而腻，脉沉缓无力。查空腹血糖 14.8 mmol/L，尿糖（++++）。

辨证：脾虚湿困，气机受阻。

治法：健脾理气，芳香化湿。

处方：如下。

太子参 15 g	焦白术 12 g	炒苍术 12 g	茯苓 15 g
陈皮 15 g	炒枳壳 12 g	广木香 6 g	半夏 10 g
葛根 15 g	甘草 3 g	生姜 6 g	

6 剂，水煎服，每日 1 剂。

二诊：服药 6 剂后，饮食增长，腹胀、肢体困重减轻，大便通畅，唯仍神疲乏力，口干，表明脾运湿祛，中焦枢机已转，气阴两虚之证显现，遂投以益气生津，健脾升清之剂。处方：太子参 15 g，焦白术 12 g，茯苓 15 g，山药 15 g，枳壳 12 g，葛根 15 g，黄芪 15 g，桔梗 15 g，炙甘草 6 g。水煎服。

三诊：连服 15 剂，以上诸症明显好转，空腹血糖 8.67 mmol/L，尿糖（+），守上方继续服用。

四诊：2 个月后来诊，病情稳定，空腹血糖维持在 6.0 ～ 7.2 mmol/L，尿糖（–）。随访半年未见反复。

按：本例患者是由于过用滋阴清热而损伤脾阳，使脾失健运，湿浊中阻，而见胃脘痞闷而胀，肢体困重，口干而不欲饮水，大便黏滞不畅，故赵老用香砂六君子汤加减以健脾理气，芳香化湿，待脾运湿祛，气阴两虚之症显现时，又以益气生津、健脾升清之品以调理之，因药证相符，故取效甚速。

医案 3

王某，男，60 岁。

患者于 1990 年 3 月 14 日体检时发现空腹血糖 9.65 mmol/L，无“三多”症，经药物治疗而缓解。近 2 个月来，因劳累，体倦乏力，五心烦热，口干喜饮，失眠多梦，舌暗、边有瘀斑，脉弦数，曾服清热养阴药 10 余剂而无效，特来就诊。经查空腹血糖 10.62 mmol/L，尿糖（+++），血总胆固醇 6.2 mmol/L，血脂 1.58 mmol/L。

辨证：阴虚热盛，瘀血内阻。

治法：养阴清热，活血化瘀。

处方：如下。

生地黄 15 g　山茱萸 12 g　生山药 20 g　天花粉 20 g
川黄连 12 g　丹参 20 g　牡丹皮 12 g　赤芍 12 g
水蛭 10 g　焦山楂 30 g　甘草 3 g
30 剂，水煎服，每日 1 剂。

服药 1 周，口干、心烦减轻，睡眠也有好转。

待服完 30 剂，诸症大减，查空腹血糖 7.13 mmol/L，尿糖（+），总胆固醇 5.9 mmol/L，血脂 1.46 mmol/L。

在原方基础上稍作加减，再服用 1 个月，诸症消失，查空腹血糖

6.2 mmol/L，尿糖（-），总胆固醇 5.4 mmol/L，血脂 1.24 mmol/L，嘱其服六味地黄丸和复方丹参片以调理之。

按：本例患者属阴虚热盛火炽，血液被火热炼熬而成瘀，故用养阴清热、活血化瘀之剂而获效。就临床来看，因气虚无力载血、运血，血流迟缓，停滞而成瘀者也甚常见。此即因虚而致瘀者，故对于此类患者的治疗应以益气补虚，活血化瘀，使气虚得补，自能载血运行，瘀血消散而气血流畅，即“气行则血行”之义也。赵老在治疗糖尿病兼有血瘀者，喜用水蛭。他认为水蛭既可活血破瘀，而又不易伤正，故凡是糖尿病兼有胆固醇、血脂升高者，或见舌紫暗等血瘀征象者皆可用之，无不良反应。

医案 4

张某，女，42 岁。

患者患糖尿病 6 年余，经中西医长期治疗，时轻时重，前治多用甘寒清滋之剂，致现中虚不运，无力输布之象。患者症见：纳差痞满，发热恶寒，心烦失眠，神形疲惫，脉虚大。尿糖（+++），空腹血糖 8.88 mmol/L。

审其症，极似李东垣在《脾胃论》中描述的阳虚于外、清陷于下所致的阳虚发热证，即“气高而喘，身热而烦，其脉洪大而头痛，或渴不止，其皮肤不任风寒而生寒热”，拟补中益气汤原方以健脾升清。连进 20 余剂后，诸症消失，尿糖转阴，迄未复发。

五、内伤发热

医案 1

张某，男，46 岁，干部。

患者自述低热已年余，气短乏力，食欲缺乏，腹胀便溏，时而隐痛，头晕且胀，自汗畏风，咽干口燥，五心烦热，语声低微，形瘦，面色㿠白。舌淡、苔薄白，脉细而弱。

分析：前医曾用养阴清热之品，治之不效。其气短乏力，语声低微，食少腹胀，畏风自汗，实乃脾气不足之证；虽有口干咽燥，五心烦热，乃气虚无以化生营血，阴血亦虚，无以滋养之故。况前医曾用滋阴清热之品无效。窃思《素问·至真要大论》云“诸寒之而热者取之阴，热之而寒者取之阳，所谓求其属也”，故采用东垣补中益气汤加减。

处方：补中益气汤加减。

黄芪 12 g	党参 9 g	焦白术 9 g	升麻 6 g
陈皮 6 g	柴胡 6 g	土炒当归 9 g	生姜 3 g
大枣 3 枚	防风 9 g	神曲 9 g	

3 剂，水煎服。

二诊：饮食增加，汗出已止，大便质软成形，但仍有微热。嘱其继用原方 3 剂。后改为补中益气丸，续服月余，体力渐复，低热尽退。

医案 2

杨某，女，36 岁，营业员。

患者低热半年不退，每于经期后发热更甚，并伴有面色不华，心悸气短，语声低微，月经延期、色淡量多，食纳不香，少腹坠胀。舌淡，脉虚细无力。

辨证：心脾两虚。

治法：补养心脾，益气生血。

处方：归脾汤加减。

党参 9 g	白术 9 g	黄芪 12 g	土炒当归 9 g
茯苓 12 g	山茱萸 9 g	木香 6 g	炙甘草 6 g
荆芥炭 9 g	阿胶 9 g（烊化）	艾叶 6 g	炮姜 6 g
升麻 3 g	大枣 4 枚		

3 剂，水煎服。

二诊：服药后，少腹空坠减轻，食纳增加，月经量少，发热稍减。于前方略有改动。处方：党参 9 g，白术 9 g，黄芪 12 g，土炒当归 9 g，茯苓 9 g，陈皮 6 g，木香 4.5 g，阿胶 9 g（烊化），升麻 6 g，山药 20 g，山茱萸 12 g，生姜 3 片，大枣 3 枚。3 剂，水煎服。嘱其上药用完后继续服用归脾丸，每日 2 次，每次 2 丸，以善其后。

按：案 1 为气虚发热，故用补中益气汤健脾益气以除热；案 2 为血虚发热，故用归脾汤养血补气以除热。证型不同，方药有异，然补脾益气为其根本治则。中州健，谷精运，枢机转，气血和，阴阳调，自无寒热之弊。可见，治疗低热之证，培补化源最为关键。故言"低热辨治，当重脾胃"，乃赵老积数十年经验之所悟也。

医案 3

尚某，男，47 岁，1979 年 12 月就诊。

患者自诉 1979 年 2 月曾患重感冒，后低热时起时伏，误认为小疾，未介于怀。迨入夏以后，眠、食俱减，形体日渐消瘦，遂求西医治疗，投镇静健胃之剂不效。经某医院检查，诊为"低热待查"。现持续低热，体温在 37.3 ～ 37.8℃，时自汗出，渴不多饮，食欲欠佳，夜卧少寐，四肢倦怠乏力，察其面色无华，舌淡胖、苔薄白，脉浮弱微数。

辨证：证属脾气虚弱。气虚则卫阳不固而自汗，枢机郁遏而发热，纳差、四肢无力，皆脾虚之候。

治法：健脾益气。

处方：归脾汤加减。

党参 9 g	黄芪 12 g	炒白术 9 g	山药 12 g
当归 9 g	茯苓 9 g	白芍 9 g	炒枣仁 3 枚

3 剂，水煎服。

二诊：睡眠好转，但饮食未增，低热未减，仍守前方加白薇 6 g，青蒿 30 g，继进 3 剂。

三诊（1979 年 12 月 21 日）：诸症悉除，精神转佳，胃纳大增，更无低热之感，拟前方去青蒿、白薇，又 6 剂，调理而愈。

医案 4

陈某，男，27 岁，1985 年 10 月 5 日初诊。

患者自诉 1 个月前不明原因出现低热，体温波动在 37.2 ~ 38℃，在本县人民医院住院治疗，查血常规、血沉、肝功能、“OT” 试验、肥达氏反应等均未见异常，静滴氨苄青霉素，口服螺旋霉素、清热解毒汤药等，低热仍不退，遂于昨日出院，特来求治。询其病状，述夜间体温高于白天，有时达 38℃，口苦，口干不欲饮，胃脘痞满，纳呆，出汗，全身酸困不适，小便短少色黄。视其形体消瘦，面色萎黄，扪其肌肤干燥而粗，舌暗红、苔厚腻略黄，脉濡细数。

辨证：素体阴虚，复感湿浊之邪，郁久化热，伏于膜原。

治法：清热除湿，行气化积，消散瘀结。

处方：低热饮。

银柴胡 12 g	胡黄连 9 g	青蒿 15 g	赤芍 10 g
草果 10 g	厚朴 10 g	槟榔 10 g	丹参 15 g
栀子 15 g	牡丹皮 12 g	甘草 6 g	

2 剂，水煎服。

二诊（1985 年 10 月 7 日）：低热减，体温在 36.5 ～ 37.2℃，食欲稍增，胃部痞满缓解，小便色稍黄，仍头重，肢体酸困，舌暗红、苔厚，脉濡细，仍以上方，加重厚朴、草果用量，继服 2 剂。

三诊：患者低热退，体温 36.2℃，食纳正常，诸症悉除。

按：无名低热，长期不退，当责之气虚、阳虚、热结、湿阻、血瘀、积滞等。气虚、阳虚者，东垣之升阳益气，甘温除之可也。而临证中，往往多见虚实夹杂，阴虚、湿阻、血瘀与热邪搏结，郁积于内，缠绵难愈。补其阴则助湿生热，祛其湿则伤及阴液，常使治之罔效。自拟低热饮，本方取达原饮意，清虚热，开膜原，消积滞，散瘀血，临床疗效较好。舌红加重牡丹皮、栀子用量，舌苔厚加重厚朴、草果用量，舌红而又有苔者用原量，热重者加重银柴胡、胡黄连之量，血瘀征象突出者加大丹参、赤芍之量。

医案 5

王某，女，51 岁，1993 年 9 月 16 日就诊。

患者于 2 个月前出现晚上低热，咳嗽、咳痰。X 线检查发现右下肺感染，经用青霉素、链霉素治疗 2 周而无效，后又住某医院治疗。给予抗生素、激素及液体治疗，体温虽可暂时下降，但停药后体温又复升，一直迁延至今。症见：精神不振，周身疲倦乏力，纳谷不馨，体温在 37.5 ～ 38℃，舌淡、苔薄黄，脉弦细。

辨证：邪郁少阳。

治法：和解少阳，调理气机。

处方：小柴胡汤加减。

柴胡 15 g	半夏 10 g	党参 12 g	黄芩 12 g
枳壳 10 g	连翘 12 g	川楝子 15 g	甘草 3 g
生姜 3 片	红枣 4 枚		

3 剂，水煎服。

二诊：服药 3 剂，体温略有下降，发热多在午后，且时有虚汗，照上方再加青蒿 12 g，地骨皮 12 g。

三诊：又服药 3 剂，体温已降至正常且食欲仍差，照首方再加焦三仙各 12 g，豆蔻 10 g，水煎服。

四诊：服药 3 剂，体温未再上升，饮食略有增加，随后又调理 1 周而愈。

医案 6

李某，男，38 岁，1992 年 10 月 5 日就诊。

患者 1 个月前即见午后低热，夜间盗汗，脘腹痞满，纳差，遂到当地医院检查，X 线胸部透视诊为渗出性胸膜炎，经用青霉素、链霉素治疗 1 周，未见明显好转。症见：胁肋疼痛，寒热往来，盗汗，咳嗽痰少，胸闷，纳差，脘腹痞满，体倦乏力，舌红、苔少，脉细无力。

辨证：邪居半表半里之少阳证。

治法：和解少阳，宣肺理气。

处方：小柴胡汤加减。

柴胡 12 g	半夏 10 g	党参 15 g	黄芩 10 g
葶苈子 12 g	杏仁 10 g	炒莱菔子 12 g	麦冬 12 g
甘草 3 g	生姜 3 片	红枣 6 枚	

3 剂，水煎服。

二诊：服药 3 剂，寒热去，咳嗽、胸闷也减，照上方加丝瓜络 12 g。

三诊：又服 6 剂，诸症皆减，唯食欲仍差，照上方再加焦三仙各 12 g。

四诊：再服 6 剂，饮食增加，以后在原方基础上稍作加减。

五诊：又服 15 剂，诸症愈平。X 线胸部透视复查显示，胸腔积液已吸收，仅有轻度胸膜增厚，嘱其以后勿受凉，勿过度劳累，半年后随访，患者身体健康，未见复发。

医案 7

钟某，女，21 岁，1993 年 12 月 16 日就诊。

患者于 1 个月前突然高热而住院治疗，经多次化验检查均未见异常，给予退热剂、抗生素、激素及液体治疗，有时体温可暂时降至 38.5 ℃左右，顷刻又升，常持续在 39 ℃左右，后又因用头孢菌素过敏后体温升到 40.5 ℃，又配合服用中药数剂，仍未奏效。特邀赵老诊治，见患者精神不振，自觉寒热往来，脘腹痞满，口苦、咽干，食欲缺乏，舌淡、苔薄白，脉弦细。

辨证：邪犯少阳，位居半表半里。

治法：和解少阳，佐以清热。

处方：小柴胡汤加减。

柴胡 12 g	半夏 10 g	黄芩 12 g	白干参 10 g
胡黄连 9 g	金银花 12 g	夏枯草 15 g	甘草 3 g
羚羊角粉 1 g（冲）			

2 剂，水煎服。

二诊：服药 2 剂。体温降到 38.5℃，寒热亦除。后又在原方基础上加减服用 9 剂，精神大振，体温降至正常，饮食增加，唯觉咽干疼痛，舌淡、苔薄黄，脉弦细。又改投银柴胡 9 g，胡黄连 9 g，夏枯草 15 g，桔梗 12 g，金银花 12 g，山豆根 10 g，黄芩 10 g，甘草 3 g。

三诊：服药 4 剂，诸症悉平，调理半月而愈。

六、虚　劳

医　案

程某，女，36 岁，干部，1972 年 6 月 13 日就诊。

患者自诉从 1971 年 9 月生产第 1 胎后身体逐渐肥胖，体重由原来的 64 kg 增至 91 kg，月经停止，继之阴毛逐渐全部脱落，当时曾到河南省某医院妇产科检查，诊之宫体缩小。又到某部队医院检查确诊为“希恩综合征”。来诊时步履艰难，心悸、头晕。症见：全身虚胖，面色苍白，舌黯红、边有三块如黄豆大的紫斑、苔薄白，脉弦细而涩。

诊断及辨证：虚劳，证属气虚血瘀湿阻。

治法：养血活瘀除湿。

处方：如下。

当归 12 g	川芎 9 g	赤芍 9 g	白芍 9 g
桃仁 9 g	红花 6 g	牛膝 12 g	车前子 15 g
泽泻 12 g	茯苓 24 g	薏苡仁 30 g	甘草 3 g

10 剂，水煎服。

二诊（1972 年 7 月 2 日）：诸症如故，肿势更甚，动则气喘，测知此乃气虚作肿，前用大量利湿之品非其治也。气虚是本，湿瘀是标，呈虚实夹杂之候，随易法为攻补兼施，主以益气养血，兼以活瘀。处方：当归 9 g，赤、白芍各 9 g，桃仁 9 g，红花 9 g，牛膝 12 g，党参 12 g，茯苓 12 g，白术 9 g，黄芪 18 g，甘草 3 g，嘱服 20 剂。

三诊（1972 年 8 月 21 日）：肿势稍减，喘渐平，少腹疼痛亦有明显减轻，心悸较为突出，照上方加炒枣仁 15 g，连服 20 余剂。

四诊（1972 年 9 月 19 日）：肿势、心悸均有明显减轻，体重已不增加，步履较前轻快，其他症状同前，照上方，加鹿茸 10 g，熟地黄 15 g，连服 30 余剂。

五诊（1972 年 12 月 15 日）：除月经未来外，其余症状均得到改善，阴毛已少量长出，新增心情烦躁、胁痛、易怒等症状。处方：当归 9 g，赤芍、白芍各 9 g，柴胡 9 g，茯苓 12 g，白术 12 g，枸杞子 12 g，熟地黄 15 g，栀子 9 g，鹿茸 10 g，红花 9 g，牛膝 12 g，桃仁 9 g，甘草 3 g，连服 26 剂。

六诊（1973 年 1 月 15 日）：全部症状均有明显改善，自觉腹胀，排气困难，照上方加广木香 4.5 g，连服 40 剂。

七诊（1973 年 3 月 15 日）：月经初次来潮，量少色淡，来前少腹疼痛较重，照 1972 年 12 月 15 日处方，去栀子，加茜草根 15 g，连服 38 剂。

八诊（1973 年 4 月 24 日）：步履轻健，体重降至 88 kg，月经颜色接近正常、量少。复检，宫体接近正常，阴毛长出大半，仍照上方继服 35 剂。

九诊（1973 年 5 月 30 日）：已能独自来诊，舌紫斑消失。处方：当归

12 g，白芍 15 g，柴胡 9 g，茯苓 12 g，白术 12 g，鹿茸 10 g，红花 6 g，牛膝 15 g，枸杞子 12 g，蒸首乌 15 g，甘草 3 g，连服 40 余剂。

十诊（1973 年 7 月 15 日）：各种症状继续好转，照上方改之，间日 1 剂，服 40 余剂。

十一诊（1973 年 11 月 8 日）：体重已降至 82 kg，其余症状均有好转。照上方去柴胡，加熟地黄 18 g，仍间日服药，又服 40 余剂。

十二诊（1974 年 2 月 25 日）：自述前日到河南省某医院妇产科复查，宫体已恢复正常，月经量尚少，照上方加香附 12 g，仍采用间日服药，又服 30 余剂。

十三诊（1974 年 6 月 7 日）：月经量、色均已正常，但阴毛生长较缓慢，处方：当归 12 g，白芍 15 g，川芎 9 g，熟地黄 15 g，枸杞子 12 g，鹿茸 10 g，蒸首乌 15 g，牛膝 12 g，红花 6 g，黄芪 18 g，菟丝子 24 g，甘草 3 g，间日服 50 余剂。

十四诊（1975 年 4 月 17 日）：一切症状消失，体重降至 69 kg。至 10 月底随访，康复如常。

按：本病属于中医学“虚劳”范畴，虚劳之治，早在《难经·十四难》中已有论述“治损之法奈何？损其肺者益其气，损其心者益其营卫；损其脾者调其饮食，适其寒温；然损其肝者缓其中；损其肾者益其精。此治损之法也”。《金匮要略》立虚劳为专篇，并提出了亡血失精、瘀血内结等病因，治疗上提出了新的途径，即扶正祛邪和祛瘀生新，进一步补充了《内经》《难经》的不足。至明代的张景岳，更具体地提出了本病的治法和方药。如他在《景岳全书》中说：“补方之剂，补其虚也，凡气虚者宜补其上，人参、黄芪之属是也，精虚者宜补其下，熟地黄、枸杞之类是也……其有气因精而虚者，自当补精以化气；精因气而虚者，自当补气以生精。”因而采用了鹿茸之类补精化气，以收到良好效果。

本病初诊时认为是血瘀有水，故以桃红四物汤活瘀生血，佐以车前子等利水之品，但肿势更甚，病情加重，由此可以测知此病不能行水，可致湿阻瘀滞，故在二诊中增加益气之参、芪，始见初效。又以熟地黄、枸杞子、鹿茸等，补其精气，促使宫体、阴毛恢复；活瘀之桃仁、红花，促进了祛瘀生新的作用。在近3年的治疗中，自始至终以益气养血、活瘀化湿为法而收功。

七、瘿　病

医案1

蔡某，女，19岁，学生，1978年8月10日就诊。

患者颈部轻度弥漫性肿大，表面光滑质软，不红不痛，肿块可随吞咽动作上下移动。1年来，常见手微颤，并伴失眠，烦躁易怒，胸胁胀痛，口苦而干，嘈杂吞酸，面红目赤，头胀痛而晕，耳鸣，心悸，月经不调，便秘，舌红、苔黄，脉弦数。实验室检查：吸碘率4小时为50%，24小时为70.6%，基础代谢率为+25%。

辨证：肝郁化火，痰火互结之气瘿。

治法：疏肝清热，化痰散结。

处方：丹栀逍遥散加味。

柴胡 9 g	当归 9 g	白芍 12 g	茯苓 12 g
白术 9 g	贝母 6 g	海藻 15 g	昆布 15 g
牡丹皮 9 g	栀子 9 g	芦荟 9 g	黄连 6 g
薄荷 3 g			

3剂，水煎服。

二诊：服药后，诸症稍减，上方去薄荷，加夏枯草 24g，嘱其续服 20 剂。

三诊（1978 年 9 月 7 日）：自述周身舒畅，唯颈部仍显微肿，头部时有胀晕。嘱其按上方去芦荟，每 2 天 1 剂。并用海带汤炖贝母调理。

嗣后 3 个月。患者来信告曰：经复查，基础代谢率为 +10%，吸碘率 4 小时为 25%，24 小时为 38%，颈肿消失，诸症皆愈。

医案 2

裴某，女，24 岁，干部，1976 年冬就诊。

患者颈部出现局限性肿块，如鸽蛋大小，可随吞咽活动，肿势皮急而质软。到某医院检查诊断为“甲状腺瘤合并甲亢”，需手术治疗，患者有顾虑而来赵老处要求中药治疗。患者颈部肿胀情况如前所述，常低热不退，心悸多汗失眠，手颤，口干咽燥，动辄烦躁易怒，怒则眼球胀痛，舌红，脉弦细。基础代谢率为 + 42%，血清蛋白结合碘测定结果为 15 μg/dL。

辨证：肝气郁结化火，灼伤津液，致阴虚火旺，痰火交结而成颈部肿块。

治法：滋阴清热，化痰散结。

处方：如下。

沙参 12 g	麦冬 9 g	五味子 9 g	夏枯草 24 g
香附 12 g	炒枣仁 15 g	枸杞子 12 g	白芍 12 g
珍珠母 30 g	贝母 12 g	海藻 15 g	龟甲 12 g
甘草 3 g			

3 剂，水煎服。

二诊：服药后，心悸、汗出有减，夜寐稍安，肿块未见改变，余症同前，拟消肿、软坚、化痰为主，佐以滋阴清热，处方：沙参 9g，麦冬 9g，五味子 9g，远志 6g，炒枣仁 15g，女贞子 15g，枸杞子 12g，夏枯草 30g，煅牡蛎

24g，白芍12g，贝母6g，海藻12g，穿山甲12g，甘草3g。

以后复诊均守上方略有加减，继服3个月余，颈部肿块消失，诸症皆愈。

按：上述病例，根据患者全身情况辨证治疗，均取得满意效果。案1是由于侧重肝郁化火，气、痰、火搏踞于颈部而成，故采用丹栀逍遥散加减治疗。案2为阴虚痰凝，结聚成块，因此，除用与案1相同的化痰散结药外，重用了滋阴清热之品，同样取得了满意的效果。

医案3

陈某，男，38岁，营业员，1974年8月19日就诊。

患者平素性情急躁，半年前曾突发感冒，寒热不适，经治疗感冒已瘥，但觉右耳口下方热胀不适，渐可触及有豆粒样大小的肿块，先后共形成4枚，经西药治疗不效，特邀万寿堂的传人们诊治。见肿核皮色不变，按之坚实，推之能动，热而微痛。询之，时有胁痛，大便溏泄，余无不适，舌红、苔薄黄，两脉弦滑。

辨证：证属肝郁痰结型瘰疬，患者平素性情急躁，肝气过亢，戕伤脾土，脾失健运，痰热内生，气、痰、火结于耳后两颈侧，故发为此病；胁痛、便溏及舌、脉变化，均为肝郁脾虚之象。

治法：疏肝解郁，化痰散结。

处方：四逆散加味。

柴胡9g	白芍9g	枳实9g	夏枯草30g
猫爪草30g	贝母9g	牡蛎15g	海藻12g
丹参15g	甘草6g		

水煎服。

后于上方略有加减，续服2个月余，肿块消失，后随访，3年未见复发。

第八节 经络肢体病证

一、痹　病

医案 1

郭某，女，35 岁，营业员，1980 年 7 月就诊。

患者 1 年前因夜间冷水洗浴，后开窗入睡，第 2 天自觉周身不适，渐觉腰腿关节不利，游走性疼痛，肢体酸楚麻木，屡服西药治疗，不验，嗣后年许，求治于赵老。症见：除腰腿游走性疼痛、肢体酸楚麻木外，尚伴有汗出，午后低热，下肢时有浮肿，纳差，头晕，心悸气短，胸部隐痛不舒，有压榨感。舌苔薄白，脉象濡细、有时一止。

辨证：依其症状及病变部位之不同，可知本患者实为风痹与胸痹合病。

治法：治痹兼顾，宜祛风化湿，温阳通痹。

处方：防风汤合苓桂术甘汤加减。

防风 9 g	秦艽 9 g	独活 9 g	当归 9 g
桂枝 12 g	薤白 12 g	葛根 9 g	白术 12 g
茯苓 15 g	威灵仙 12 g	杜仲 12 g	陈皮 9 g
甘草 6 g			

3 剂，水煎服。

二诊：热退汗止，头晕、心悸减轻，仍觉腰腿关节不利，疼痛走窜，乃邪已得散，但尚未尽蠲。仍宜除湿、活血通络。于前方加薏苡仁 24 g，鸡血藤 30 g，3 剂，水煎服。

三诊：服上药后，诸症均有好转，胸部隐痛得止。仍守法遵第 2 方略有加减，连续用药月余。

四诊：下肢关节活动自如，腰及腿部疼痛皆除，脉搏缓和有力。唯食欲欠佳。拟健脾益气、调理善后之剂。处方：党参 9 g，白术 9 g，茯苓 12 g，半夏 6 g，陈皮 9 g，山药 20 g，砂仁 6 g，焦山楂 9 g，3 剂，水煎服。

按：本例由于长期从事室内作业，体质欠壮，一遇冷浴，必招寒湿，加之窗开，复感风邪，终致风寒湿三邪合而杂至，浸淫经络，留于关节，发为风痹，因而出现腰腿游走性疼痛等，经年余，续见胸部隐痛，压榨不舒，脉细而结者，是为久病邪舍于心，寒湿困遏胸阳之胸痹明征。如此二痹相兼，故用防风汤合苓桂术甘汤加薤白等，一面祛风除湿，一面温通胸阳，结果使原发风痹得除，又免胸痹肇事，前斩后截，月余病情基本控制。因其病久胃气受损，所以最后又以培土善后之剂而收全功。

医案 2

陈某，男，17 岁，学生，1979 年 8 月 20 日就诊。

患者自诉 5 月份因家中盖房，体力劳动过重，感受寒湿，又脱衣着凉，渐觉两下肢不适，随之发热疼痛。几经医治，均不显效，尔后休学治疗。症见：两膝关节红肿疼痛，足心发热，屈伸不利，经常低热不退，肢体酸沉，小腿肌肉萎缩，头晕短气，动则乏力，舌红、苔黄燥，脉数。

辨证：热痹，风寒湿侵袭，痹阻经络，久郁化热所致。

治法：清热利湿祛风，通痹止痛。

处方：方用桂枝芍药知母汤加减。

桂枝 9 g	芍药 9 g	知母 9 g	防风 9 g
白术 12 g	麻黄 4.5 g	苍术 12 g	黄柏 9 g
生姜 3 片	甘草 3 g	木瓜 12 g	

3 剂，水煎服。

二诊：关节疼痛大减，屈伸自如，热退汗止。药已中病，效不更方，继进上方 6 剂。后访，药尽即舒，诸疾如洗。

按：《金匮要略》云："诸肢关节疼痛，身体尪羸，脚肿如脱，头眩短气……桂枝芍药知母汤主之。"本患者初为风寒湿邪侵袭，郁久化热。前医曾多法医治无效，今采用仲景之法，立竿见影，足见仲景立法制方之妙。

医案 3

朱某，男，28 岁，复员军人，1976 年 12 月 23 日就诊。

患者曾于 1971 年冬，夜卧湿地，次日即感觉腰背疼痛，经服可的松、水杨酸钠等。虽有好转，但药停病即加重，迁延 4 年之久，未能根除，今特前来求治。症见：腰脊冷痛，固定不移，患处皮肤不红，腰弓不伸，每遇天气变化及阴雨连绵时，症情加重，行则偻俯。经 X 线检查显示，第 4、5 腰椎骨质增生，查其舌淡、苔白、脉沉数。

辨证：证属寒湿痹。其疼痛不移，腰部不能伸，乃寒性收引之故。寒湿属阴，又遇阴雨，两阴相得，其痛更甚。病延数年，寒伤阳气，肾阳亏虚。

治法：散寒止痛，祛风除湿通络，兼以温肾阳。

处方：乌头汤加味。

乌头 9 g（先煎）	麻黄 4.5 g	黄芪 12 g	杜仲 12 g
桑寄生 30 g	威灵仙 18 g	秦艽 12 g	白芍 9 g
甘草 3 g	防风 9 g		

3 剂，水煎服。

二诊：疼痛发作已减，腰部稍好，上方加鹿茸 3 g，以血肉有情之品，填精补髓，温肾壮阳。

三诊：用药 6 剂，腰可轻度活动，但觉胃中不舒，呕恶，改乌头为制附片 6 g，干姜 9 g，以温中焦，俾寒散湿去，中阳乃振，以斡旋四运。

四诊：病情日趋好转，继用上法，守方调治数月，后复拍片，第 4、5 腰椎无异常，1 年后随访，未再复发。

按：本患者因夜卧湿地，感受风寒湿，着而为痹。因寒而腰弓不伸，行则偻俯；因湿而固定不移，经久难愈。寒为阴邪，故皮色不红，病延日久，寒湿痰凝结，故见骨质增生。骨者由肾所主，故对于本病治疗，除采取散寒除湿、通络祛风止痛法外，更当温肾补阳，以助散寒化湿之力。阳光一照，阴霾四散，虽伴有骨痹（骨质增生），亦获再愈之机。另配益气固表祛风之品，乃使邪祛而表固，故获远期疗效。

二、痿 病

医 案

陈某，男，24 岁，农民，1973 年 12 月 18 日就诊。

患者因半年前在稻田插秧，后渐觉两腿沉重，无力行走，麻木不适，肌肉呈进行性萎缩，但无疼痛，身困乏力，胸脘痞满，饮少纳差，小便浑浊，发热口渴，舌红、苔黄腻，脉濡数。

辨证：证属湿邪浸淫，郁而化热，湿热阻滞气血，筋脉不利，为湿热型。

治法：清热利湿。

处方：二妙散加味。

苍术 12 g	黄柏 9 g	萆薢 9 g	防己 9 g
薏苡仁 20 g	木瓜 9 g	川牛膝 9 g	泽泻 9 g
茯苓 12 g	牡丹皮 9 g	山药 20 g	藿香 6 g

15 剂，水煎服。

二诊：热势稍退，小便转清，余症如前，遵上方去萆薢、泽泻，加槟榔 9 g，威灵仙 12 g，甘草梢 6 g，嘱其注意加强营养和功能锻炼。

三诊：服药 16 剂，湿热之邪已去，肌肉较前稍丰，肢体渐觉有力，可任地扶杖行走，唯食纳尚差。为除邪务尽，拟培补后天脾胃使气血化源充足，以生血增肌。处方：苍术 12 g，黄柏 9 g，薏苡仁 30 g，山药 30 g，藿香 6 g，佩兰 9 g，砂仁 6 g，陈皮 6 g，白术 12 g，党参 9 g，茯苓 15 g，炙甘草 6 g，20 剂，水煎服。

四诊：服药后，肌肉丰满，已能弃杖行走，继服上方加减以善其后。1976 年春随访，患者精神良好，健步如常人。

按：《素问·生气通天论》云："因于湿，首如裹，湿热不攘，大筋软短，小筋弛长，软短为拘，弛长为痿。"本例即属湿热浸淫筋脉，使之"弛长为痿"，所以用二妙散清热利湿，合六味地黄汤以补其肝肾为辅。后诊其疾，见湿热渐退，唯脾气未复，恐化源不足，故仍以二妙散除余邪，合六君子汤补脾益气，使湿热得除，正气得复，痿弱之患得愈。

第九节 其他

一、疝　气

医案

段某，男，68岁。

患者患疝气12年。多因劳重而发作，发则左侧鼠蹊至阴囊胀大，按之咕咕有声，稍事休息或用手上举可回缩。前医论治，以为外阴属足厥阴肝经之行所，故多从调理肝气着手，药用荔枝核、橘核、乌药、大小茴之辈，结果症情依旧。某日病又作，疼痛难忍，至某医院诊为“嵌顿疝”，动员住院手术。病者未允，复求他医诊疗，予三陈茴香丸方作汤剂，数剂不瘥，反增呕吐，其痛益加，援医于赵老。症见：面容痛苦，屈腹呻吟，形瘦色苍，冷汗淋漓，触其手足甚冷，阴囊胀而不坚，3日来呕吐少食，舌体瘦而色淡、苔白津润，六脉沉细如丝。

此系命火式微，火不燠土，中阳不振，大气下陷。设再进疏利伐气之品，必益甚其陷。脾肾阳虚至重，殊为可虞，宜益气回阳，升陷举坠，急投以补中益气汤（易党参为红参）加肉桂、制附片、枳壳，3剂，水煎倚温少少与之。一服呕止疼减；二服而囊内咕咕作响，手举之，即慢回缩；3剂用讫，复以补中益气汤原方连服30剂；苦疾得除。

按：赵老治疗内伤杂病重视调理脾胃，不仅反映在遣方善用补中益气，更在运用药量方面，常视其脾胃功能的强弱而或大或小。赵老常这样认为：脾胃乃后天之本，气血生化之源，生气受戕，则怯弱难复。因此对于中虚患者，在处方时药量辄轻，宁肯再剂，不愿重剂。病见热象，不轻易用芩、连等大剂苦寒伐中之品；阴亏血乏，亦不随便滥施熟地黄、阿胶滋补而滞脾腻胃，总在考虑脾胃的接受能力而合宜择用。

二、百合病

医案

姚某，女，42 岁。

患者精神恍惚已 4 年余，间断服用中西药，但效果欠佳。症见：昏昏欲睡，睡不安宁，忽而言有恶人骂之，忽而言有鬼神捕之，不思饮食，不知热冷，终日单衣露体。查其舌红、无苔、乏津，脉细数。

辨证：百合病，乃心肺阴虚、虚火上扰神明所致。

处方：百合地黄汤。

百合 30 g　焦生地黄 30 g　炒小米 30 g（布包）

5 剂，水煎服。

二诊：言服上方后心境渐趋平静，睡眠好转，已无幻觉，腹泻 4 次，多有风沫，仍无食欲，舌红、苔少，脉细数。上方加黑白芍 30 g，生麦芽 30 g，继服 6 剂。

三诊：神志清晰，自言以前如在梦中，言及病情，悲伤欲哭，自责不已，食欲有增，仍有腹泻，舌红、苔少，脉弱。遂于百合地黄汤加宁神之品，调理月余病情愈合。

按：百合地黄汤功能润肺清心，益气安神，其为百合病之正方，但临床运用机会不多。本案患病 4 年之久，以此简单之药而取佳效，确乃出乎意料。由此说明，仲景之方虽药味不繁，但用之得当，效如桴鼓。

三、失　音

医　案

刘某，女，37 岁，营业员，1968 年 3 月 12 日就诊。

患者自述声音嘶哑不能成声已 4 年，常常身热咽干口燥，烦躁，口渴，经常服泡胖大海，每日饮 4 ～ 5 瓶，多方医治无效，观其舌红、少津，诊其脉弦细数。

辨证：邪热郁久，肺胃阴伤。

治法：非大剂清热养阴品而不能奏效。

处方：白虎汤加养阴清肺之品。

知母 12 g	石膏 20 g	鲜山药 30 g	沙参 15 g
麦冬 12 g	杏仁 9 g	瓜蒌皮 12 g	玄参 15 g
马勃 15 g	蝉蜕 6 g	乌梅 9 g	桔梗 12 g
甘草 6 g			

8 剂，水煎服。

二诊（1968 年 3 月 21 日）：服上药 8 剂后，烦渴自减，每日饮水减至 2 瓶，舌面稍有润象，但音哑如前，脉象仍旧。处方：知母 9g，石膏 20g，沙参 13g，麦冬 12g，桔梗 12g，蝉蜕 6g，杏仁 9g，阿胶 9g(烊化)。6 剂，水煎服。

三诊（1968 年 3 月 27 日）：音哑明显好转，烦渴若失，日饮水量不足 1 瓶，舌红有津，脉仍细数，拟滋阴润喉之剂。处方：沙参 15 g，麦冬 12 g，桔梗 9 g，蝉蜕 6 g，青果 9 g，知母 9 g，炙马兜铃 9 g，乌梅 9 g，胖大海 9 g，甘草 6 g，阿胶 9 g（烊化）。6 剂，水煎服。

四诊（1968 年 4 月 3 日）：语言正常，诸症皆除，为防反复，嘱其继服 6 剂以巩固疗效，至今 2 年未曾复发。

第十节 外科疾病

一、乳 痈

医 案

田某，女，25 岁，农民，1965 年 7 月 13 日就诊。

患者初产后 5 日即恶寒发热，6 日觉左乳憋胀不舒，先焮红肿痛。遂用热敷及人工按摩、焙梳通乳等法，治之无效。近来病势加重，痛不能眠，全身疲乏，口苦咽干，食纳减少，舌红、苔薄黄，脉弦细数。

辨证：乳部之疾，首当责肝，此乃肝经之所过。肝失疏泄，乳汁不通，郁而化热而致痈肿。

治法：疏肝通络，佐以清热解毒。

处方：四逆散合五味消毒饮加减。

柴胡 9 g	枳实 9 g	白芍 9 g	穿山甲 12 g
甘草 6 g	青皮 9 g	蒲公英 15 g	金银花 15 g
漏芦 9 g	薄荷 6 g		

水煎服。

二诊：服上药热退痛减，乳汁排出稍畅，但仍有胀感，遵上方稍事加减。继进 6 剂，药讫，胀满痛失，乳汁通畅，诸恙皆除。

二、风瘙痒

医案

赵某，男，60岁，干部。

患者自述已发病2年，曾服抗过敏类西药，初服症状可以暂且缓解，久之毫无疗效，整日瘙痒难忍，往往抓破皮肤，全身泛发，秋冬病重，夜间尤甚，大便秘结。查之，皮肤有新旧不一的痂痕及色素沉着斑，脱屑明显，皮肤干燥不润，舌红、少津，脉细数。

辨证：血虚风燥，肌肤失润。

治法：养血润燥，祛风止痒。

处方：当归饮子加味。

当归 12 g	川芎 9 g	白芍 15 g	生地黄 18 g
熟地黄 18 g	防风 9 g	蒺藜 12 g	荆芥 6 g
首乌 20 g	黄芪 12 g	甘草 6 g	薄荷 3 g
玄参 12 g	白鲜皮 9 g	蝉蜕 9 g	蜈蚣 3 条

3剂，水煎服。

服上药后，皮肤瘙痒顿减。继用12剂而愈，随访2年，无再复发。

按：本证系血虚风燥，肌肤失养所致，风胜则痒，燥胜则干，故出现瘙痒无度，皮肤干燥脱屑等，治投当归饮子养血润燥，又加薄荷、蝉蜕、白鲜皮之类，祛风止痒，标本兼顾，血风并治，故获满意疗效。

三、瘾　疹

医案

张某，女，43 岁，1952 年 3 月 16 日就诊。

患者患荨麻疹已二三年，每遇风寒侵袭而发，遍身可见片样浅红色丘疹，心中烦躁，时有自汗出，背部渐渐恶寒，屡服激素、抗过敏类药物及清热凉血、疏风活血等剂，收效甚微。此次发作已五六日，观其颈项部、上臂、背胸部及臂部皆有大片块状丘疹，稍热即汗出，无汗时仅觉恶寒，舌淡、苔白，脉浮缓。

辨证：营卫不和。

处方：如下。

桂枝 10 g	白芍 15 g	浮萍 10 g	蛇床子 10 g
荆芥 10 g	防风 10 g	甘草 6 g	

3 剂，红枣为引，水煎服。

二诊：服药 3 剂，诸症大减，照上方去蛇床子加蝉蜕 10 g。

三诊：再服 3 剂，周身块疹已全部消失，唯不时自汗出。为巩固疗效，又处以黄芪 15 g，白术 12 g，防风 10 g，百合 15 g，甘草 3 g。水煎服，间日 1 剂。

四诊：服药 6 剂而痊愈。半年后随访未见复发。

四、冻　疮

医　案

景某，男，28 岁，工人，1975 年 10 月 13 日就诊。

患者职业镀铬，手指高温后常入冷水浸泡，久之变形。症见：十指端如杵状，色白，每遇冷加重。

辨证：初思之，寒凝气血阻滞是也。盖置身高温，指腠洞开，再入冷水，寒湿必乘机而客，阻于经络，凝遏气血，指端失养，故色白而变形。

治法：温经通络，调和营卫。

处方：当归四逆汤加味。

当归 12 g	桂枝 9 g	白芍 9 g	细辛 6 g
木通 6 g	川芎 6 g	丹参 12 g	炙甘草 6 g
生姜 9 g			

3 剂，水煎服。

服上方后，症状缓解，指形及颜色稍有改变，嘱其上方继续服用。

20 剂后，症状基本控制。次年冬季又复发，仍用前方治疗，并嘱其隔年夏季服上方，以图根治。4 年后偶遇患者，言其遵嘱服用，指形已复其常。

按：患者血虚受寒，凝滞气血，指端脉行不利，失于濡养，故而变形。当归四逆汤具有温经散寒、养血通脉之功，故用之。同时加入活血化瘀之丹参、川芎，故而奏效。

五、术后腹痛

医 案

范某，男，60岁，工人，1980年6月10日就诊。

患者1个月前因患“早期狭窄性肠梗阻”而收住郑州某医院外科病室，经手术治疗后，热退，痛减，一般情况良好。术后10余日，感觉腹胀，腹痛，由轻渐重，原创口处及左下腹有轻微压痛及反跳痛感。曾用胃肠减压、肛管排气等方法治疗，效果不显，患者担心再次手术故邀赵老就诊。症见：患者表情痛苦，腹胀，疼痛拒按，大便2日不下，小便黄甚，肠音辘辘可闻，口渴身热。舌红、苔黄腻，脉洪滑而数。

辨证：脉症合参，此为术后损伤脾气，水湿停聚，与羁留之余热交结，使肠道积热，通降失调，气血凝滞，闭塞不通，不通则痛。清气不能上升，浊气不能下降，气热积于肠内则胀，肠道传导失职，故大便矢气不下。

治法：攻积导滞，泻下通腑。

处方：小承气汤加味。

大黄12g（后下） 枳实9g 厚朴9g 牵牛子9g
车前子9g（布包） 桃仁7.5g
2剂，水煎服。

上药急煎1剂，服药后排便质稀，腹胀减轻，病势随缓，原方继进1剂，热势基本消除，腹痛渐止，大便通畅。嘱其调以稀粥，暂行休息。后随访，疾尽康复。

六、跌打损伤

医案1

王某，男，43岁，工人。

1976年5月5日值夜班时攀架登高，偶然拉闸断电，电灯爆灭，惊恐之中从3米高处摔下，遂赴某省医院治疗，除疼痛减轻外，余效不著，于5月15日晚邀赵老诊治。症见：两手持腰坐床，呈痛苦面容，时有呻吟，呼吸气短，背部疼痛，不能安卧，饮食减少，自觉胸闷，易惊善忧，脉涩。

辨证：惊恐跌仆。

治法：理气活瘀，通络止痛。

处方：复元活血汤加减。

当归尾 12 g	柴胡 12 g	天花粉 12 g	红花 9 g
骨碎补 12 g	桃仁 9 g	小茴香 6 g	牛膝 9 g
土鳖虫 9 g	大黄 12 g（后下）	甘草 3 g	

3剂，水煎服。

二诊（1976年5月19日）：药后痛减，夜寐安定，呻吟止，痛苦面容消失，唯胸闷不舒，仍自惊恐，纳食量少，脉沉涩。治守原方化裁。处方：当归12 g，柴胡9 g，红花9 g，紫苏梗9 g，杏仁9 g，土鳖虫9 g，陈皮9 g，琥珀3 g（冲服），延胡索9 g，甘草3 g。水煎服。

上方连进6剂，调理而安。

医案2

董某，男，19岁，学生。

1966年5月底因劳动用力不当，闪挫胸胁，4天来胸胁疼痛不解遂求赵老诊治。症见：胸胁疼痛，咳即加重，呼吸短频，不能直立，舌、脉正常。

辨证：闪挫胸痛。

治法：理气宽胸，活瘀止痛。

处方：复元活血汤加减。

当归尾 9 g	柴胡 9 g	红花 9 g	杏仁 9 g
川芎 9 g	赤芍 12 g	小茴香 6 g	土鳖虫 9 g
天花粉 9 g	枳壳 10 g	甘草 3 g	

3 剂，水煎服。

1 剂，证情大减；3 剂进讫，病遂告愈。

医案 3

孙某，男，41 岁，干部。

1976 年元旦因撞车头部受伤，住院 3 个月。后外伤已愈，唯头晕头痛不除，被诊为“脑震荡后遗症”，继续治疗月余无效。于 4 月 2 日前来就诊。症见：头部跳痛，眩晕失眠，时觉烦躁，饮食尚可，白睛布有紫色血丝，舌紫暗，脉沉而涩。

辨证：证属瘀血留着，脑络不通，局部气血运行受阻之外伤性头痛。

处方：复元活血汤加减。

当归尾 12 g	柴胡 9 g	天花粉 9 g	杏仁 9 g
泽兰 9 g	川芎 9 g	菊花 12 g	土鳖虫 9 g
川牛膝 9 g	白茅根 9 g	赤芍 12 g	甘草 3 g
麝香 0.1 g（冲服）			

3 剂，水煎服。

二诊（1976年4月6日）：头晕、头痛均有好转。效不更方，守前方复进3剂。

三诊（1976年4月9日）：症情继续好转，唯觉烦躁失眠，前方去天花粉，加珍珠母30 g，持续服用15剂而愈。

按：以上3例，见症虽异，而外伤瘀血之病因皆同，故统用复元活血汤加减而获效。临床应用复元活血汤治疗跌仆而致的瘀血症，疗效显著，略获以下心得。第一，适当加入小茴香、陈皮等理气之品，以助柴胡疏畅气机之功，达行气血而止痛之旨。若偏于胸胁痛，可加枳壳、郁金、紫苏梗类。第二，凡外伤止痛者，均可用本方统治。初期行中有活，中期活中有止，后期补中有活，始终贯穿一“活”字。方中大黄可攻积导滞、泻火凉血、逐瘀通经，对于因外伤引起的局部血肿，用之最妙。第三，赵老常以土鳖虫配川牛膝代替穿山甲，同样可收到满意效果。第四，伤于头部者，可取通窍活血汤之类加入麝香。另者，尚宜纳泽兰、车前子、滑石、白茅根之类，以使脑部瘀血、水浊下行。

七、外伤性截瘫

医案

徐某，男，37岁，工人。

1979年8月17日患者在施工时，因缆绳骤断，不幸摔下，左肩及左侧头部着地致昏迷，经现场急救，幸免死亡。检查：脑脊液血性。X线检查示：“第4、6颈椎骨折，脊髓断裂”，诊为“外伤性闭合性高位截瘫”。实行手术切除碎骨片，以解除脊髓压迫。术后用西药脱水剂、维生素B_{12}、三磷酸腺苷、辅酶A、细胞色素C等神经营养类药物治疗，历4个月，发热不退，四肢瘫痪，感觉障碍，不能言语，转郑州求治于赵老。

初诊（1980 年 1 月 7 日）症见：患者神志清醒，高热不退，头颈侧屈，局部肿胀，四肢不能运动，肌肉萎缩，麻木不知，两肩剧痛，阴天和夜间加重，身体消瘦，面色苍白，饮食欠佳，二便不能自行，导出尿液浑如膏脂，每 2 日灌肠 1 次大便方解，舌有瘀点，脉沉细弱。

辨证：精髓受损，气血不足，瘀血伤络。

治法：补气养血，填精补髓，温督活瘀，通络止痛，内服外敷同施。

处方：如下。

党参 12 g	当归 15 g	生地黄 30 g	黄芪 30 g
狗脊 30 g	红花 12 g	肉苁蓉 15 g	郁李仁 15 g
菟丝子 30 g	桃仁 12 g	延胡索 12 g	金樱子 30 g
滑石 12 g	补骨脂 15 g	甘草 6 g	

3 剂，水煎服。

外敷处方。

甘松 30 g	山柰 30 g	牛膝 30 g	续断 30 g
桑寄生 30 g	广木香 30 g	土鳖虫 40 g	骨碎补 40 g
鹿筋 20 g	蜈蚣 20 条	甘草 20 g	伸筋草 30 g

上药共为细末，颈椎患部外敷，每日更换 1 次。

另取针灸辅佐治疗。

二诊：颈部微觉舒畅，疼痛稍减，热仍未退，余症如前，守一诊内服方去郁李仁，加生大黄 9 g，以泻热凉血，祛瘀通经。10 剂，水煎服。另配以针灸，并嘱其坚持局部外敷，结合按摩。

三诊：头项不甚侧屈，肿胀及疼痛均有减轻，小便稍清。然自觉口渴，发热仍著，四肢情况如旧，脉细弱而数，拟二诊方去肉苁蓉、金樱子，加白芍 15g，葛根 12g，桂枝 9g，菟丝子减至 12g，延胡索减至 9g，补骨脂减至 12g，水煎内服，每日 1 剂。另配以针灸、按摩，该外用药为 10 日更换 1 次。

四诊：服上药月余，小便已趋正常，头能轻微转动，头痛大减，局部已无肿胀，上肢可以内收至衣扣，但不能外展，下肢仍无改善，尚有发热，饮食量少，脉细而数。处方：党参 12g，白术 12g，白芍 12g，黄芪 30g，当归 12g，生地黄 12g，桃仁 9g，红花 9g，生大黄 9g，桂枝 12g，蜈蚣 3 条，狗脊 20g，菟丝子 12g，骨碎补 15g，甘草 6g，水煎，每日 1 剂。仍配以针灸、按摩，嘱其停用外敷药。

五诊：服药又月余，体温已趋正常，上肢可缓慢内收或外展，但不能抬举，上臂肌肉有增，下肢已略有感觉，颈部无肿，但微痛，食量仍少，舌有瘀点，脉细弱。处方：黄芪 30g，白术 12g，砂仁 9g、麦芽 12g，党参 12g，当归 15g，赤芍 12g，丹参 20g，红花 12g，狗脊 20g，骨碎补 15g，牛膝 12g，僵蚕 9g，蜈蚣 3 条，甘草 6g，水煎，每日 1 剂。继续配合针灸、按摩。

六诊：服上方 15 剂，上肢活动范围明显加大，肘部可以屈伸，下肢感觉续有好转，精神振作，纳食有增，颈及肩部微痛，小便微黄，脉较前有力，拟上方去红花、谷芽、麦芽，加枸杞子 12g，水煎服。而后均用补气养血、活瘀通络之法治疗，但方中多有补肾之品，辨证用药，灵活变化，并坚持按摩，连续用药近 600 剂，现患者精神正常，语言清利，颈项活动自如，上肢可抬越头顶，能自动掌握自身平衡，体温正常，肩及颈部疼痛感消失，尿清，但四肢末端肌肉萎缩，下肢不能运动，后于 1981 年 10 月底，返回本单位医院，以休养为治。

按：本例初诊时证情危重，然按中医辨证治疗，不仅使之脱险，而且获得比较满意的疗效。在治疗中，抓住肝主筋、肾主骨生髓、督脉统督阳经及“有所堕坠，恶血内留”的特点，采取攻补兼施的办法，一方面补气养血，益肾温督；一方面活血化瘀，通络止痛。初期，选用内治外敷相结合的方药。内服药可调理脏腑气血，起到全身治疗的作用；外敷药作用于局部，通过皮肤吸收，使局部气血得温，血脉流通；更配合针灸、按摩以助药力。内外合治，多法图效，因此，获效明显。患者尿出膏脂，系膀胱湿热所致，故于方中投六一散清热利湿，使尿色渐转正常。在治疗过程中，患者发热较难控制，主要是由于肺主皮毛司卫，肺气不利，卫阳阻遏，则毛窍塞，汗液不泄，热郁不得外泄，故热势不退。证属营卫不和，故遵桂枝汤之义，投桂枝、白芍，更配葛根，使营卫和利而身热除矣。

八、骨质增生

医 案

马某，男，50岁，干部，1979年6月30日就诊。

患者于半年前感到右侧躯干疼痛，腰部扭曲受限，曾用抗风湿药物治疗无效，经X线检查发现第12胸椎及第1、第2腰椎骨质增生改变。现脊椎运动障碍，局部皮色不变，仅觉患处酸痛，动则痛剧，压疼明显，行走常以双手支持腰胁，舌淡、苔薄白，脉沉涩。

辨证：肝肾不足，气血凝滞。

治法：滋肾养肝，活血通络，内外合治。

处方：如下。

桑寄生 30 g	续断 12 g	牛膝 9 g	山茱萸 12 g
牡丹皮 9 g	当归 9 g	川芎 9 g	川羌活 6 g
丹参 20 g	红花 9 g	五灵脂 9 g	白芍 12 g
甘草 3 g			

3剂，水煎服。

外治方：如下。

甘松 10 g	山柰 10 g	桂枝 10 g	乳香 10 g
没药 10 g	红花 10 g	川羌活 10 g	苍术 20 g
当归 20 g	麝香 1 g		

前 9 味药共研细末，装瓶内密封备用。每次 9 g，用单层纱布包药面，放在患处，以胶布固定，每 3 日更换 1 次。

二诊：服上药后，诸不适之感有所减缓，嘱其坚持外治。内服药改为 2 日 1 剂，共治疗 40 余日，诸症皆得到控制，经 X 线检查示原发部位已无骨质增生及变形，仅觉腰部有不适感，嘱停外治药，另服金匮肾气丸 3 盒，调理而愈。

按：本病之成发于腰部，显是肝肾不足。肾亏络空是病之本，而瘀血结聚，外邪侵袭，或由外伤，则是病之标。在整个过程中，既有肝肾不足，精亏络空之虚，又有其气血不和，浊邪留聚之实。值此之际，施以标本兼顾，虚实并调，内外合治之法，因而取得了良好效果。

第十一节 妇科疾病

一、崩　漏

医案 1

侯某，女，46 岁，工人，1976 年 6 月 7 日就诊。

患者曾因阴道下血淋漓不止，被诊为“功能性子宫出血”而收治入院。经用安络血、维生素 C 等治疗 9 天，流血量稍减，但停药后如故，后出院求赵老诊治。症见：阴道淋漓下血，血量时多时少，色淡质稀而无块，伴面色白，气短乏力，心慌，食少，舌淡、苔白，脉细而弱。

辨证：漏证。《诸病源候论》指出：“冲任气虚，不能制约其出经血，非时而下，淋漓不断。”今合参其脉症，知为脾气虚弱，统摄无权，冲任不固，以致久漏。

治法：益气固冲任，健脾益气血。

处方：归脾汤加减。

党参 9 g	熟地黄 12 g	黄芪 30 g	当归 6 g
白术 9 g	茯苓 9 g	山药 15 g	炮姜 9 g
升麻 6 g	炙甘草 6 g	艾叶炭 6 g	龙眼肉 9 g

3 剂，水煎服。

二诊：服上药 1 剂后精神好转，服 2 剂后心慌、气短渐轻，漏下减少，进 3 剂后，下血基本控制。但舌、脉几与前同，食欲未振。处方：党参 9 g，黄芪 12 g，当归 9 g，白术 9 g，茯苓 9 g，山药 15 g，陈皮 6 g，龙眼肉 9 g，砂仁 9 g，炒枣仁 12 g，6 剂，水煎服。

3 个月后，其家属来告，服上药病已痊愈，眠、食俱佳。

医案 2

高氏，女，65 岁。

患者形体瘦弱，平素性情急躁。近来因家务发生纠葛，恼怒生气，不日，忽然阴道下血难止，势如泉涌。继而面色苍白，气难接续，语声低微，心慌、汗出。脉显芤象。

辨证：此乃气机乖逆，血悖妄行，病属崩漏。因出血势急量多，阳气随之外泄，大有虚脱之危。

治法：遵“有形之血不能速生，无形之气所当急固”之训，故拟益气固脱之品。

处方：如下。

人参 15 g（另炖）	制附片 12 g	黄芪 30 g

急煎频服。

另针刺涌泉、隐白、内关。

服药 1 剂，病脱险境，下血徐缓。继易塞流与澄源合用之法，投补气益血、收涩止流之品。续服 3 剂。终以归脾丸善后固效。

二、痛　经

医案 1

许某，女，27 岁，工人，1980 年 2 月 13 日就诊。

患者自述经来下腹部剧烈疼痛，痛时其胁亦胀，常感急躁易怒，眩晕心悸，月经量少、色紫有块，面黄食少，时有恶心，舌暗红不鲜，脉弦而涩。

辨证：脉症合参，是为痛经，乃肝郁脾虚，气滞血瘀所致。

治法：仿王旭高《环溪草堂医案》之“养血以调经，理气止痛，补肝之虚以平眩晕，助脾之运以除恶心”。

处方：逍遥散合失笑散加味。

当归 9 g	白芍 9 g	白术 9 g	柴胡 9 g
郁金 9 g	生地黄 9 g	茯苓 12 g	陈皮 6 g
党参 9 g	延胡索 12 g	蒲黄 12 g	五灵脂 9 g

上方作汤剂，于经前 3 ～ 5 天始服，下次经期前继续服用。

二诊：上方服 2 个周期后，腹痛得缓，月经颜色正常，嘱其第 3 周期仍如法服用。仅用药 9 剂，经期正常，痛无复作。

医案 2

王某，女，32 岁，工人，1973 年 4 月就诊。

患者自述前年盛夏，正值月经时，恰遭雨淋，尔后，即觉月经来时少腹冷痛，得温则减，因此常于月经来时，用温水袋暖敷，以求暂缓。症见舌黯淡且边有瘀点，脉沉弦稍迟。

辨证：寒凝血阻。

治法：温经散寒，活瘀止痛。

处方：王清任少腹逐瘀汤为主。

当归 9 g	川芎 7.5 g	肉桂 9 g	小茴香 6 g
干姜 7.5 g	延胡索 9 g	没药 7.5 g	赤芍 7.5 g
蒲黄 9 g	五灵脂 9 g		

3 剂，水煎服。嘱其在经前 3 ～ 5 天开始服用，并以温水袋放置少腹，以助药力温散之功。

患者依法服用，匝月复来，即不甚痛。复如法，2 个周期而瘥。

按：痛经就临床所见，因寒者居多，无瘀者绝少，其治疗虽有清、补等法，但终不及温法和理气活血法常用。赵老在临床实践中，不仅清温补活并投，且常采用周期疗法适时用药，每获事半功倍之效。所谓周期疗法，即以每次月经来潮前5天用药3剂，此为1个疗程，然后根据病情需要，可连用3～5个周期。此治疗方法的好处是药尽其用，疗效显著；稳定周期，无副作用，既免因长期服用温、活之剂而致经行提前，又可理月经紊乱。因此，掌握和运用此法，对于稳妥地治疗痛经及其他妇科疾病，良有裨益。

三、带下过多

医 案

丁某，女，30岁，教师，1973年6月13日就诊。

患者自述数年前，因家务操劳过度，腰痛酸楚，后白带逐渐增多，色黄微臭。且伴纳差，腹胀，大便溏薄，小便黄赤，舌苔黄腻，脉关数而尺弱。

辨证：脾肾两亏，带脉失约，湿热下注，伤及冲任之黄带证。

治法：先拟健脾化湿，俟湿化热退，再予补肾止带之剂。

处方：如下。

炒白术9g	生山药20g	生薏苡仁20g	陈皮9g
车前子20g（布包）	猪苓9g	川萆薢9g	砂仁9g
神曲9g	茯苓15g	甘草3g	

3剂，水煎服。

二诊（1973年6月20日）：腹胀有减，纳食增多，大便均有改善，带下量减，余症如前。拟上方加补肾之黑杜仲 12 g，6 剂，水煎服。

三诊（1973 年 6 月 28 日）：舌苔明显转白，带下无味，色不甚黄。在健脾药的基础上酌加补肾止带之品。处方：炒白术 12 g，党参 9 g，茯苓 12 g，炒山药 20 g，炒薏苡仁 20 g，菟丝子 12 g，黑杜仲 12 g，芡实 12 g，煅牡蛎 15 g，陈皮 9 g，炙甘草 3 g，6 剂，水煎服。

就诊（1973 年 7 月 5 日）：腹不胀，纳食增，带下量减，不黄不臭，唯腰仍酸楚。治当补肾培本，益气健脾，以固疗效。拟上方去薏苡仁、牡蛎，加女贞子 12 g，知母 12 g，嘱其间日 1 剂，继服 6 剂而愈。

按：本例带下，为肝肾不足、湿热下注所致，但治非先以补肾为要，而首用健脾清利湿热之法，使湿热分利，再予补肾收涩，以期扶正固本。乍觉缓慢，实获捷效。

四、妊娠恶阻

医　案

李某，女，36 岁，工人，1976 年 8 月就诊。

1976 年 8 月，患者怀孕 2 个月后，时常呕吐酸苦涎水，胸满胁痛。经多方医治，历 7 个月不愈，渐渐加重，后赴郑州求治于赵老。症见：每日呕吐达 10 余次，食吐尽而呕不止，痛苦异常。欲饮食，因恐呕吐而畏之。伴面黄肌瘦，四肢乏力，两目无神，语音低怯，舌苔黄而干，脉弦细无力。

辨证：证属肝胃不和，肝气挟冲脉之气上逆犯胃。频吐日久，气阴两伤。

治法：疏肝和胃，降逆止呕，兼调气阴。

处方：如下。

醋柴胡 6 g　炒白芍 6 g　党参 12 g　茯苓 9 g
麦冬 9 g　玉竹 9 g　砂仁 6 g　白术 6 g
3 剂，水煎少量频服，每日 5 ～ 7 次。

二诊：上方服 2 剂后未再呕吐，予少许饮食，甚安。俟 3 剂进讫，呕减食增，精神转佳。后嘱其注意将息适度，宽怀调摄，饮食应少量多次，思想宜开朗无虑。又拟四君子汤加砂仁、佛手、陈皮、生姜、继服 6 剂，健胃安胎，调理而愈。未及 1 个月，产一男婴，母子均健。

按：本例呕吐，为肝胃不和，气阴两伤所致，故用药注意调理肝、脾、胃，同时投以益气养阴之品。方中砂仁、白术，可补中安胎。另外在进药方法上令患者少量频服，亦是虑及孕妇剧吐而大剂汤药顿服，会出现药讫即吐现象，并嘱患者节饮食以养胃气，畅情志以平肝气，使肝气木不横逆，胃复气不上逆，呕吐之患自不复作矣。

五、不孕症

医案

范某，女，31 岁，教师，1967 年 5 月 7 日就诊。

患者自述从 1962 年结婚迄今，历 5 年不孕，凡治无效，症见：月经延期、量少、色淡、夹有血块，小腹冷痛、夜间尤甚，口唇干燥，舌黯，脉沉细而涩。

辨证：寒滞冲任，血虚经阻。

治法：温经散寒，养血祛瘀。

处方：温经汤加减。

吴茱萸 9 g	当归 9 g	白芍 12 g	川芎 6 g
桂枝 9 g	阿胶 9 g（烊化）	党参 9 g	半夏 9 g
延胡索 12 g	川牛膝 9 g	炙甘草 6 g	炮姜 3 g
大枣 4 枚	小茴香 1.5 g		

3 剂，水煎服。

二诊：服上药后，自觉少腹痛减，余症大有改善。知其冲任得温，瘀血已行，嘱其再服 3 剂，药讫即停，以观后效。1 年后，顺生一男孩，特登门告喜。

按：本患者是由血虚受寒，寒滞冲任，凝于胞宫，胞脉失养，宫冷不煦，故不能摄精成孕。温经汤中吴茱萸、桂枝，温经散寒，兼通经脉；当归、川芎，活血祛瘀，养血调经；阿胶、白芍以养阴血；党参、炙甘草、炮姜、大枣、半夏，益气和胃，以资生化之源。虑其牡丹皮、麦冬寒凉，故弃而不用，更增牛膝、延胡索，以加强化瘀止痛之力。诸药合用，共奏温经散寒、养血祛瘀之功。方证合拍，故能获效于数剂之间。

六、子宫脱垂

医 案

焦某，女，43 岁，1976 年 9 月 7 日就诊。

患者于 1962 年患轻度子宫脱垂，后经治疗已控制。今春小产后阴道淋漓下血，每值经期，下血量显增。症见：淋漓下血，色淡质稀，伴面色萎黄，四肢乏力，少气懒言，时有呕恶，舌淡、苔薄白，脉细弱。

辨证：产后气虚失摄，冲任不固之漏下证。

治法：健脾益气，固摄冲任。

处方：归脾汤加减。

白术 9 g	党参 9 g	黄芪 20 g	山药 20 g
竹茹 10 g	当归 9 g	茯苓 9 g	龙眼肉 9 g
炮姜炭 9 g	半夏 9 g	仙鹤草 9 g	炙甘草 6 g

3 剂，水煎服。

二诊：气虚诸症稍减，呕恶已除，阴道仍时有淋漓下血。拟上方去竹茹、半夏加阿胶 12 g，继进 6 剂。

三诊：阴道已无出血，全身情况良好。拟上方去仙鹤草加菟丝子 12 g，香附 9 g，以调理善后，后随访，无复出血，月经血量已正常。

第十二节 儿科疾病

一、肺炎喘嗽

医 案

王某，男，13 岁，1992 年 8 月 3 日就诊。

患者 2 年前突然出现胸闷、喘促，但不发热，无咳嗽，曾几次到医院做

X线胸部透视、心电图及血液化验等检查，均未见异常，曾用抗生素、激素及平喘等药，未能奏效，一直迁延至今。症见：患儿面色苍黄，形体消瘦，气短乏力，常呼吸不畅，胸闷，活动则气喘而促，气不接续，食欲缺乏，纳差，舌淡、苔薄，脉细弱微数。

辨证：心气不足，肺窍失养。

处方：如下。

太子参 12 g　麦冬 10 g　五味子 10 g　桔梗 6 g
炙甘草 10 g　焦三仙各 10 g
水煎服，每日 1 剂。

二诊：服药 6 剂，胸闷稍减，每于深呼吸后方觉稍舒。照上方加核桃仁 15 g。

三诊：又服 3 剂，胸闷大减，唯大便稀，日 2 ～ 3 次。照上方再加山药 15 g，白术 10 g。

继服 6 剂，大便已成形，饮食也增加，后在上方基础上加减又连续服 12 剂，诸症消失，饮食大增。为了巩固疗效，赵老又嘱其以莲子 20 g，山药 30 g，核桃仁 15 g，红枣 6 枚，粳米 30 g，共煮为粥，加白糖适量食之，每日 1 次。2 个月后家长来告，曰患儿面色红润，体重增加 4 kg，胸闷未再发作。

按：本例患儿出现胸部窒闷，呼吸不畅已 2 年余，病久不愈，累及诸脏，心气不足则气短乏力，肺气不足则气喘而促，肾虚不纳则呼吸不畅；脾虚不运则纳呆、形体消瘦。故赵老给予生脉散益气、养心、补肺（改人参为太子参），伍桔梗以宣肺理气，佐焦山楂、焦神曲、焦麦芽以健脾助运，使心气得补，肺窍得养，脾胃得健，后又入核桃仁助五味子补肾纳气，药证合拍，故取效甚佳。终又以山药、莲子、核桃仁等以培补后天、滋养先天而调理之，俟体质健壮则邪不再犯。

二、百日咳

医案 1

王某，男，6 岁，1971 年 11 月 3 日就诊。

家长谓患儿阵发性剧咳已 10 余日，曾用中西药治疗，未能控制。现患儿呛咳阵作，夜间尤甚，咳时面赤气逆，引颈屈腰，饮食不进，望其白睛红赤，目胞微肿，舌红、苔白，脉滑数有力。

辨证：郁热壅肺。

处方：四味百部饮。

百部 6 g　　贝母 4.5 g　　沙参 9 g　　前胡 4.5 g
3 剂，水煎服。

二诊（1971 年 11 月 7 日）：咳嗽已减，诸症缓解，白睛仍赤，咳痰显稠，乃肺之余热未尽，拟原方加百合 6 g，再进 3 剂。

三诊（1971 年 11 月 11 日）：咳嗽已止，余皆康泰，唯舌红、苔少，乃热郁久羁不解，灼伤肺阴之故，拟原方加麦冬 6 g，五味子 4.5 g。上药连进 3 剂，咳疾终告痊愈。

医案 2

余某，女，3 岁，1971 年 11 月 10 日就诊。

该患儿为上例患者之同村亲属，同一时期患百日咳，经治 20 余日，不曾缓解，由上例患儿家属介绍，前来求治于赵老。诊之，见其发作时症状与上例酷似，指纹青紫，无目赤胞肿。

辨证：邪热壅肺。

治法：因本患儿舌红、苔少，故以敛肺生津为法。

处方：四味百部饮加五味子。

百部 4.5 g	贝母 3 g	沙参 6 g	前胡 4.5 g
五味子 3 g	白糖适量		

3 剂，水煎服。

二诊（1971 年 11 月 14 日）：患儿家长言其服药 2 剂，咳即大减，3 剂完毕，呛咳几乎消失。为穷余邪，巩固疗效，宜投滋阴润肺、理气止咳之剂，处方：百部 3 g，五味子 3 g，白糖适量，煎水代茶，频频服之。经连用上方 7 日，诸疾痊愈。

按：小儿为稚阴稚阳之体，若素体禀赋不足，调护失宜，时行邪气则易自口鼻而入，侵袭肺卫而易发顿咳。以上 2 例患儿，均系外感所致，邪羁于肺，壅邪遏而不宣，清肃之令失常，故发病急，呛咳阵作。治疗当注意小儿脏腑娇嫩的特点，投以和平之剂。四味百部饮清润不峻，不但无攻击过当之虞，反有护肺驱贼之能，临证用之，当在此基础上随证加味，使客邪得散，肺气得宣，顿咳立止。

三、小儿紫癜

医案

王某，女，12 岁，1976 年 2 月 17 日就诊。

患者半年前曾患暑湿病，病后体质未复，继而发现紫癜，尤见于下肢。

西医诊为“血小板减少性紫癜”。前医曾投凉血止血之剂，体温降至正常，但出血日渐加重，遂来郑州求治于赵老。症见：患儿下肢皮下大片紫癜，色红而淡，时有点滴鼻衄，自觉头晕，心慌，微热，伴面色萎黄，食欲缺乏。舌淡、苔薄白，脉浮而虚。查血小板计数为 $3\times10^4/mm^3$。

辨证：脉症合参，病虽起于热病后期，但因其久延，且几经寒冷之治，故其热弗存，实乃气血虚弱，心脾两虚是也。心气虚弱，失主血脉，脾气亏虚，摄血无权，致使血失气统，离经之血而溢于肌肤发紫癜。

治法：治宜缓图，不期速效。方用归脾汤以补气摄血，使营血渐复，血脉复旧而溢血自止。

处方：归脾汤。

黄芪 15 g	党参 9 g	白术 9 g	茯神 9 g
当归 9 g	远志 4.5 g	木香 3 g	炙甘草 6 g
生地黄 9 g	藕节 3 枚	生姜 3 片	大枣 4 枚

水煎服，嘱其连用 15 剂。

二诊（1976 年 3 月 8 日）：诸症皆有明显改善，10 天来，未见鼻衄，舌转红润，脉显有力。复查血小板计数为 $8.2\times10^4/mm^3$。以前方加山药 12 g，再进 10 剂。

三诊（1976 年 3 月 20 日）：皮下紫癜完全消失，面色转润，饮食增加，舌红润，脉呈缓而较前有力。复查血小板计数为 $17.8\times10^4/mm^3$，为防复发，宜调理善后之剂。处方：党参 9 g，白术 9 g，茯苓 9 g，黄芪 12 g，木香 3 g，炙甘草 4.5 g，大枣 3 枚。水煎服，嘱其再进 15 剂。服上药后，已正常入学，随访 2 年，皮癜若濯。

四、小儿惊风

医 案

程某，男，3 岁，1952 年 1 月 3 日就诊。

患儿频发抽搐，家属急邀赵老前去诊治。至家中见小儿放于地上（按本地风俗是小儿病情危重，言得土气可康复的意思）。问其家人，知小儿患慢性腹泻半年余，近日来大便清稀如水逐渐发生抽风，望其手足搐动，精神萎靡，昏睡露睛，面色苍白，额部湿润。触之，四肢冰冷，皮肤干燥，皱褶，弹性极差，腹胀如鼓，脉沉细欲绝。

辨证：证属慢惊风，其发也，始于脾阴受损，后阴损及阳，终致脾肾两衰。

治法：回阳逐寒，燠复脾肾。

处方：逐寒荡惊汤加吴茱萸。

丁香 9 g	吴茱萸 9 g	钩藤 6 g	肉桂 6 g
干姜 9 g	胡椒 6 g		

上药令其急煎，频频灌服。嘱其家长，至鸡鸣，若小儿欲食，为阳回之吉兆，可以姜汤面粥少少灌之，勿令多食，若不欲食，则危。

夜间复诊：手足已温，额汗已止，腹胀消减，肠有响声，抽止，乃阳气回复之兆，嘱其再服 1 剂。

三诊：患儿精神转佳，目有神机，频欲索食，继以培中健脾，调理善后之法。用参苓白术散开水调服，每日 3 g，分 3 次服，后过半年，偶遇家长，言其小儿服上药半月后，神旺食增，皮肤转润，身健体丰。

按：小儿惊风，实属危重。《幼科释谜》云："小儿之病，最重唯惊。"本例由于日久吐泻不愈，体液流失，渐而损伤脾肾之阳。肝木失于培养，筋脉失养，木摇风动，逐至惊抽。今脾肾阳衰，阴寒内盛，故神萎昏睡，肢冷脉迟。《景岳全书》曰："小儿慢惊之病……总属脾肾虚寒之证。"脾肾阳气虚，治宜回阳逐寒，温补脾肾。故用逐寒荡惊汤加味治疗。方中丁香、干姜、胡椒，燠振脾土；肉桂大热，峻补肾中真阳；加吴茱萸以增强温中止呕之力；钩藤平肝息风以止抽荡惊，诸药合用，共奏振复脾阳，镇惊息风之效。

五、小儿食厥

医案

刘某，男，5岁，1954年夏就诊。

患儿近来时于饭后发生食厥，厥则不省人事，肢冷，拘急抽动，口唇撮紧，腹部胀满，指甲口唇青紫，身有低热，常需1小时左右苏醒。前医曾以癫痫处理，服药无效。今望其舌苔黄厚腻，切其脉滑实有力。

辨证：食厥。

治法：消积导滞，顺接阴阳。

处方：四逆散加味。

柴胡 4.5 g　枳实 3 g　白芍 4.5 g　甘草 1 g
焦三仙各 10 g
2剂，水煎服。

药后即愈，尔后无再发作。

按：本例食厥，有其典型的发病规律，即每于饭后突发作，前医曾误以为癫痫，用药无效，殊不知食厥多在饭后出现，癫痫随时均可发作，且伴见的症状也不相同。食厥者，同时伴有脘腹胀闷，气急窒息，舌苔厚腻等；癫痫突然昏厥时，常伴口吐涎沫，两目上视，四肢抽搐，或口中作猪羊叫声，移时苏醒，间歇发作。本证的病机主要是饮食不节，食滞中焦，使气机受阻，阳郁不伸，脘腹痞满，塞闭清窍，阴阳之气不相顺接，故而发生昏厥。治疗当以调理气机，和中导滞为首务，因胃属六腑，以通为用，气贵于条达畅通，故宜用解郁透热、调和肝脾、疏利气机的四逆散，加消食导滞之焦山楂、焦神曲、焦麦芽，药到病除，2 剂而瘥。

六、小儿癫痫

医　案

程某，男，8 岁，学生，1978 年 3 月 27 日就诊。

患儿 1 个月前和邻居小孩打架时，突然栽倒，昏不知人，口角流涎，手足抽搐，约 6 分钟后苏醒。自此后，因遇事不顺，又哭闹发作 2 次，故特来诊治，以期根除。望其面无异常，平时大便溏薄，时有腹胀、腹痛，舌淡、苔白，脉濡细，余无特殊。

辨证：审症按脉，系因脾素有湿，遇怒气逆，湿浊随气上犯，蒙蔽清窍所致之痫证。

治法：健脾化湿，解郁开窍。

处方：如下。

桂枝 9 g	茯苓 9 g	白术 9 g	泽泻 6 g
猪苓 6 g	石菖蒲 3 g	郁金 3 g	香附 4.5 g
陈皮 4.5 g	半夏 3 g	白芍 6 g	甘草 1.5 g
大枣 3 枚			

6 剂，水煎服。

二诊：患儿食纳稍增，大便成形，服药期间，病无再作。仍守法再进，以固疗效，原方去香附，加党参 6 g。6 剂，水煎服。

后于上方略事加减，续服半月而瘥。随访 2 年，病无再作，且神情活泼，智力发育良好。

七、小儿遗尿

医 案

白某，男，6 岁。

患者 1 年来一直夜睡尿床，几经单方治疗，终不济事，尚伴面色黄，食少，毛发枯焦，行迟，两足发凉。

辨证：患儿素禀不足，后天失调，肾虚关门不固，膀胱开阖失司，气化失常，而致尿不由己，夜睡自遗。

治法：温补肾阳，固肾止遗。

处方：如下。

仙茅 6 g	淫羊藿 6 g	巴戟天 4.5 g	桑螵蛸 4.5 g
金樱子 6 g	党参 9 g	黄芪 9 g	白术 6 g
益智仁 3 g	石菖蒲 3 g		

水煎服，隔日 1 剂。

上方连进 15 剂，面色转佳，食量增多，遗尿乃瘳。

按：小儿遗尿与肾关系最密切，盖肾主封藏而司膀胱开阖。肾虚关门不固，尿必自遗，所以治疗必须以补肾固摄为主。同时宜佐以培中健脾之法，更配以醒神开窍之品，综合运用最为合拍。

八、小儿痿病

医案 1

谢某，男，8 岁。

患儿素体虚弱，先天禀赋不足，腰膝软弱，行走迟缓，近半年来患慢性腹泻时发时止，迄未痊愈，西医曾诊为“营养不良性萎缩”，经治疗效果不著，故求赵老诊治。症见：患儿肌肉瘦削，骨瘦如柴，毛发憔悴，面色萎黄，食少腹胀，舌淡、苔白。

辨证：此系先天不充，土失火燠所致痿证，病在脾、肾二脏。

治法：补肾温中，健脾止泻。

处方：如下。

党参 6 g	白术 6 g	山药 9 g	扁豆 6 g
莲子 12 g	茯苓 9 g	薏苡仁 9 g	砂仁 3 g
陈皮 3 g	附子 6 g	龟板 9 g	黄芪 9 g
杜仲 9 g			

3 剂，水煎服。

另用牛骨烧灰存性，鸡内金焙黄，共为细末，每次 1 g，每日 2 次。

二诊：服上药后，每日腹泻 2 次，质稍稠，饮食有增，药证相符，初见成效，守上方略有出入，先后用药 2 个月余，行走有力，病告痊愈。

按：本例患儿腹泻日久，脾虚不能化生气血，加之先天禀赋不足，脾肾两亏，故发痿证。《素问·痿论》说："治痿者，独取阳明何也？岐伯曰：阳明者，五脏六腑之海，主润宗筋。宗筋主束骨而利机关也。"本案即从培补后天化源，兼补肾气，使肾强而骨坚，脾旺而内充，骨实肉腴，痿自可向愈也。

医案 2

石某，男，10 岁，1969 年就诊。

患儿患麻疹后初觉左手发麻，逐渐发展到双脚麻木软弱，但不痛。此后病情不断加重，以致不能步履。症见：慢性病容，两下肢肌肉萎缩，腿软不能站立，伴口干而渴，牙齿枯燥，舌尖边红、苔薄黄而干，脉细而数。

辨证：证属温病之后，邪热久恋，灼伤肺胃之阴，津液不行，筋失所养而致痿证。

治法：养阴生津，兼清余热。

处方：沙参麦冬汤加减。

沙参 9 g	麦冬 7.5 g	玉竹 7.5 g	桑叶 9 g
天花粉 6 g	龟板 9 g	阿胶 6 g（烊化）	知母 6 g
牛膝 6 g	山药 12 g	山茱萸 9 g	甘草 3 g
茯苓 12 g			

水煎服。

二诊：前方共服 12 剂，服 6 剂后，两足伸缩自觉轻松。尽剂后已能站立，但仍无力走动，齿色渐润，余症基本消失，此乃热邪渐退，阴液渐复之象。药证合适，仍师原法，上方易桑叶为桑枝适量，去天花粉加金银花藤 12 g，继续治疗，徐图缓效。此方连用 2 个月余，下肢肌肉渐充，已能正常行走。

按：本例足痿，系温病大热之后，余热未尽，肺胃阴伤，筋脉失润而发。《素问·痿论》曰："肺热叶焦，有皮毛虚弱急薄者，则生痿躄也。"故治宜滋养肺胃之阴为主，兼以清热，亦取金能生水之意，使肺胃津充而输布周身，筋脉得以濡养，则运动功能自复矣。

九、小儿痢疾

医　案

吴某，男，9 岁，1965 年 8 月 27 日就诊。

其母代诉：昨日因进食生冷瓜果，今晨即觉身体不适，腹亦渐痛，以至当日午后出现壮热口渴，手足不温，时发抽搐，呕吐，泻下纯血，其色暗红。症见：二目微闭，气促，舌红绛、苔黄腻，脉疾。

辨证：热毒内盛、下灼肠络之热毒痢。

治法：泻火解毒，凉血止惊。

处方：葛根芩连汤合犀角地黄汤加味。

葛根 9 g	生大黄 4 g（后下）	黄芩 6 g	黄连 6 g
犀角 1 g（研冲服）	赤芍 9 g	牡丹皮 9 g	木香 4 g
金银花炭 9 g	白头翁 9 g	生地黄 9 g	石菖蒲 4 g
甘草 3 g	车前草 12 g		

2 剂，急煎频服。

另配安宫牛黄丸 1 粒，分 3 次化汁服用。

二诊：患儿热势稍退，惊搐已止，但便中仍有少量血液，余热邪毒尚未尽退。继拟清热凉血、解毒止痢之剂。处方：葛根 9 g，黄芩 6 g，黄连 6 g，生地黄 9 g，赤芍 9 g，牡丹皮 6 g，枳壳 6 g，黑地榆炭 6 g，金银花炭 9 g，白头翁 9 g，板蓝根 6 g，炮姜 3 g，甘草 3 g，肉桂 3 g。3 剂，水煎服。

三诊：痢下鲜血已止，身热已退。唯见轻微汗出，纳差，口渴，脉细数。乃邪退正虚、热伤气阴之故。治宜益气养阴，兼清余毒。处方：党参 9 g，白术 6 g，茯苓 6 g，龟板 9 g，地骨皮 9 g，山楂 6 g，甘草 2 g。3 剂，水煎服。调理数日后，诸症消失，精神转常。前后用药几剂，凶险之疾辄止。

第四章 临床验方

赵清理教授在临证时活用逍遥散，其法严，其义精，毫厘千里之判，无不了然于心，而后从心变化而不穷。除丹栀逍遥、黑逍遥效验临证外，诸如佐金逍遥、甘麦逍遥、醒脑逍遥、四香逍遥、寿胎逍遥（益肾安胎逍遥）、三甲逍遥、二妙逍遥、香附逍遥（香胡止痛逍遥、香桃理血逍遥、香曲化食逍遥）、保和逍遥、龙牡逍遥、棱莪逍遥、枣仁逍遥（柏枣逍遥、胶枣逍遥）、二仙逍遥、六味逍遥、良附逍遥、百合逍遥、知柏逍遥、胶艾逍遥、止血逍遥、失笑逍遥、二陈逍遥、导赤逍遥、三仙逍遥、芎芷逍遥、越鞠逍遥、金铃逍遥、乌药荔枝逍遥、四七逍遥、消瘰逍遥、橘竹逍遥（旋复代赭逍遥）、芎菊逍遥、天麻川芎逍遥、银胡逍遥、降浊逍遥（降痰逍遥）、化湿逍遥、生脉逍遥、辛芷逍遥、四金逍遥、白虎逍遥、解毒逍遥（复肝逍遥）、八珍逍遥、熄风逍遥、四海逍遥、桃红逍遥、荆防逍遥等，众人活矣。更如：逍遥合羌活，名除痹逍遥散；合芪、陈、术，名玉屏逍遥散；合蒌、薤，名胸痹逍遥散；合参、芪，名参芪逍遥散；合三子汤，名三子逍遥散；合杏、苏，名宣肺逍遥散；合知母、贝母，名二母逍遥散；合麦冬、天冬，名二冬逍遥散；合珍珠母、朱砂，名珍砂逍遥散；合黄芩、半夏，名和解逍遥散；合牡丹皮、青黛，名丹青逍遥散；合枳壳、桔梗，名枳桔逍遥散；合木瓜、牛膝，名强筋逍遥散；合乌药、内金，名乌金逍遥散；合芩、连，名芩连逍遥散；合三七，名止血逍遥散；合佛手，名佛手逍遥散；合莱菔子、厚朴，名消胀逍遥散；合羚、翘，名羚翘逍遥散。诚尽酌病机之详确，详审邪正之盛虚，遍察药性之宜悖，深明气味之走守，合之于色脉，衍诸和，调燮阴阳，参相造化，以一理贯之。理融识真，识真则机顺，自然应变而不胶，机圆法活，实为前之鲜矣。

赵老对逍遥散的应用，既合古意，又多新见，临床活用逍遥散，效果显著，体会深刻，兹简述如下。

一、辛芷逍遥散

组　　成：逍遥散加细辛、白芷而成。

功　　效：具有疏肝解郁、祛风止痛之功。

适用范围：适用于肝郁气滞，血脉不通，或风寒湿邪阻于脉道，而头痛、鼻塞、胸腹胀痛，遇怒加重，经行腹痛等。

二、荆防逍遥散

组　　成：逍遥散加荆芥、防风而成。

功　　效：具有养血疏肝、解表祛风之功。

适用范围：适用于肝气郁滞而复感风寒者。

三、桃红逍遥散

组　　成：逍遥散加桃仁、红花而成。

功　　效：具有疏肝解郁、养血活血之功。

适用范围：适用于肝气不疏，郁久血瘀而出现的胸胁刺痛，痛有定处，舌有瘀点或瘀斑等。

四、四海逍遥散

组　　成：逍遥散加海藻、海螵蛸、蛤壳、昆布组成。

功　　效：具有理气疏郁、化痰散结之功。

适用范围：适用于气机郁滞，痰浊壅阻而致的瘿瘰病、瘿气、结节肿块等。

五、熄风逍遥散

组　　成：逍遥散加羚羊角、钩藤而成。

功　　效：具有疏肝解郁、凉肝息风之功。

适用范围：适用于肝郁化火生风而致的头晕目眩，心烦少寐，肢体麻木，甚或舌强语謇，半身不遂，舌红，脉弦者。

六、八珍逍遥散

组　　成：逍遥散合八珍汤而成。

功　　效：具有疏肝解郁、补益气血之功。

适用范围：适用于肝郁不疏、气血虚弱而出现的胸胁不适，心慌气短，面色无华，情志抑郁，头晕目昏，体疲无力，舌淡体胖，脉弦无力者。

七、解毒逍遥散

组　　成：逍遥散加蒲公英、金银花而成。

功　　效：具有疏肝解郁、清肝解毒之功。

适用范围：适用于肝郁化火、热毒蕴结所致的疼痛，结核肿痛，胁肋作痛，脘腹不适，头痛目眩，口燥咽干，神疲食少及骨蒸劳热等症，及病毒性肝炎患者。对于肝郁湿热而有黄疸者，以茵陈、板蓝根合之，名曰复肝逍遥散。

八、白虎逍遥散

组　　成：逍遥散合白虎汤而成。

功　　效：具有疏肝解郁、清胃滋阴之功。

适用范围：适用于肝郁化火、郁火犯胃，或素体阳盛、火郁肝经而见壮热面赤，心烦易怒，汗出而渴，脉弦数者。

九、四金逍遥散

组　　成：逍遥散加金钱草、金银花、海金沙、鸡内金而成。

功　　效：具有疏肝解郁、清热利胆、消积通淋之功。

适用范围：适用于胁肋胀痛，发热咽痛，食积酸胀，小便淋痛。

十、生脉逍遥散

组　　成： 逍遥散合生脉散而成。

功　　效： 具有疏肝气、益心阴之功。

适用范围： 适用于肝郁气滞、郁火伤阴，而出现胸胁胀闷疼痛、心悸气短、心烦口渴、咽喉干疼等症。

十一、降浊逍遥散

组　　成： 逍遥散加佩兰、天麻而成。

功　　效： 具有疏肝解郁、化痰降浊之功。

适用范围： 适用于肝郁脾虚、湿浊内生，上阻清窍而出现之头重、头痛如蒙，眩晕，胸脘痞闷，舌胖苔腻，脉濡者。一法以半夏改为佩兰，名除痰逍遥散，治痰湿较盛、气郁痰凝偏寒者，伴有呕吐、反胃、咳喘痰多、胸膈胀满、痰厥头痛、头晕不眠等症。若仅伴胸脘痞闷胀满、大便不爽、舌苔滑腻者，用藿香、厚朴合逍遥散，名化湿逍遥散。

十二、银胡逍遥散

组　　成： 逍遥散加银柴胡、胡黄连而成。

功　　效： 具有疏肝解郁、养血退热之功。

适用范围： 适用于肝气郁滞，兼有阴虚火旺，症见胸胁不舒，心烦肢蒸，嗌干盗汗，舌红、少苔，脉弦细数等。若兼风劳骨蒸，症见骨蒸盗汗，肌肉消瘦，唇红颊赤，午后潮热，咳嗽困倦，脉象微数者，可合秦艽鳖甲散，名秦甲逍遥散，具有祛风和解之功。若兼病后阴伤未复，夜热早凉，热退无汗，舌红、少苔，脉细而数，可合青蒿鳖甲汤，名青甲逍遥散，养血滋阴、解郁退热并重。上三方又名为退热三逍遥。

十三、天麻川芎逍遥散

组　　成： 逍遥散加天麻、川芎而成。

功　　效： 具有养血疏肝、活血息风之功。

适用范围： 适用于肝郁血瘀、血虚生风而致的胸胁疼痛，眩晕眼黑，头风头痛，肢体麻木，半身不遂，语言謇涩，小儿惊风等。

十四、芎菊逍遥散

组　　成： 逍遥散加川芎、菊花而成。

功　　效： 具有养血疏肝、清热明目之功。

适用范围： 适用于血虚肝郁，眼目错花，目赤肿痛，头部刺痛，胸胁胀痛等。

十五、橘皮竹茹逍遥散

组　　成：逍遥散加橘皮、竹茹而成。

功　　效：具有养血疏肝、理气降逆之功。

适用范围：适用于肝郁不疏、横逆犯胃而致胃气上逆，出现呕吐不止，呃喔连声，甚至呕吐清水等。若痰气交阻导致呃逆反胃者，用逍遥散加旋覆花、代赭石，名曰旋复代赭逍遥散。

十六、消瘰逍遥散

组　　成：逍遥散加夏枯草、牡蛎而成。

功　　效：具有清肝疏郁、解郁散结之功。

适用范围：适用于肝气不疏、气郁痰结而致的瘰疬、瘿瘤、乳痛等。若为气郁而致痰热咳嗽者，用贝母易牡蛎，名枯贝逍遥散。若气郁痰结，瘰疬坚硬，用贝母易枯草，名软坚逍遥散。

十七、四七逍遥散

组　　成：逍遥散合四七汤而成。

功　　效：具有疏肝解郁、散结降气之功。

适用范围：适用于肝郁气滞、痰气互结而致的梅核气。

十八、乌药荔枝逍遥散

组　　成： 逍遥散加乌药、荔枝核而成。

功　　效： 具有温肝解郁、理气止痛之功。

适用范围： 适用于肝气郁结偏于寒者，常见疝气疼痛或少腹冷痛，或月经后期，经色晦暗，胸胁痞满，腰部胀痛，舌淡苔白，脉迟而涩等。

十九、金铃逍遥散

组　　成： 逍遥散加金铃子、延胡索而成。

功　　效： 具有疏肝理气、活血止痛之功。

适用范围： 适用于肝郁有热而致的心、腹、胁肋诸痛。

二十、越鞠逍遥散

组　　成： 逍遥散加苍术、香附、川芎、神曲、栀子而成。

功　　效： 具有养血疏肝、和解六郁之功。

适用范围： 适用于木郁乘土化热所致的胃脘灼痛，嗳气吞酸，恶心呕吐，嘈杂嗳气等。

二十一、芎芷逍遥散

组　　成： 逍遥散加白芷、川芎而成。

功　　效： 具有养血疏肝、祛风止痛之功。

适用范围： 适用于血虚气郁，头风头痛，胁痛腹痛，寒痹筋挛，经闭，带下，或血虚肝郁复感风寒者。

二十二、三仙逍遥散

组　　成： 逍遥散加三仙（山楂、神曲、麦芽）而成。

功　　效： 具有疏肝解郁、消食化积之功。

适用范围： 适用于肝郁脾虚、食积不化所致的胁肋胀满，不思饮食，甚至呕吐酸腐，大便飧泄等。

二十三、导赤逍遥散

组　　成： 逍遥散合生地黄、木通、甘草梢而成。

功　　效： 具有疏肝解郁、清心通淋之功。

适用范围： 适用于肝郁不疏、郁火扰心、下及小肠而致的心胸烦热，口渴面赤，意欲饮冷，以及口舌生疮，小溲赤涩刺痛，舌红，脉数。

二十四、二陈逍遥散

组　　成： 逍遥散合二陈汤而成。

功　　效： 具有疏肝理气化痰之功。

适用范围： 适用于气郁津聚为痰而致的胸胁满闷，咳嗽多痰，心烦易怒，恶心，呕吐，或头晕，心悸，舌红、苔白，脉弦者。

二十五、失笑逍遥散

组　　成： 逍遥散加蒲黄、五灵脂而成。

功　　效： 具有疏肝解郁、活血祛瘀、散结止痛之功。

适用范围： 适用于肝郁气滞、血瘀内停而致的心腹胸胁刺痛，产后恶露不行，或月经不调，或崩漏淋漓不止，少腹急痛等。

二十六、十灰逍遥散

组　　成： 逍遥散合十灰散而成。

功　　效： 具有疏散郁火、凉血止血之功。

适用范围： 适用于因郁火燔灼血络而致的呕血、吐血、咯血、咳血等。

二十七、胶艾逍遥散

组　　成： 逍遥散加阿胶、艾叶、川芎、干地黄、甘草而成，实为逍遥散与胶艾汤之合方。

功　　效： 具有养血疏肝、止血安胎之功。

适用范围： 适用于肝血不足、肝失疏泄而致的崩中漏下，月经过多，淋漓不止，或产后下血不绝，或妊娠下血，腹中疼痛者。

二十八、知柏逍遥散

组　　成： 逍遥散加知母、黄柏而成。

功　　效： 具有疏肝解郁、滋阴降火之功。

适用范围： 适用于肝郁化火、肾阴耗伤而致的心烦易怒，口干舌燥，劳热便秘，舌红、苔干，脉数。

二十九、百合逍遥散

组　　成： 逍遥散加百合、知母而成。

功　　效： 具有疏肝开郁、滋养心肺之功。

适用范围： 适用于肝郁气滞、心肺阴虚，而见胸闷胁胀，烦热，咽干，失眠，舌红、少苔，脉弦细者。

三十、良附逍遥散

组　　成：逍遥散加高良姜、香附而成。

功　　效：具有解郁温中之功。

适用范围：适用于肝气不疏，火郁于中，胃寒失煦，症见易怒，心烦少眠，胃中冷痛，食凉遇冷愈甚，舌红、苔白，脉弦者。

三十一、六味逍遥散

组　　成：逍遥散合六味地黄丸而成。

功　　效：具有疏肝养血、益阴补肾之功。

适用范围：适用于肝气失疏、肾阴不足所致的胸胁胀满，脘痞不食，嗳气吞酸，五心烦热，咽干口燥，急躁易怒，失眠多梦，舌红、少苔，脉细数等。

三十二、二仙逍遥散

组　　成：逍遥散合二仙汤而成。

功　　效：具有温养肝肾、疏肝解郁之功。

适用范围：适用于血虚肝郁、肾精亏虚所致的胸胁胀闷，烦躁易怒，腰酸腿软，夜尿增多等。

三十三、茱连逍遥散

组　　成： 逍遥散加吴茱萸、黄连而成。

功　　效： 具有疏肝解郁、泻火降逆之功。

适用范围： 适用于肝郁化火、上犯于胃而见的胁肋胀痛，嘈杂吞酸，呕吐口苦，脘痞嗳气，舌红、苔黄，脉弦数者。

三十四、枣仁逍遥散

组　　成： 逍遥散加酸枣仁而成。

功　　效： 具有疏肝解郁、养血安神之功。

适用范围： 适用于肝郁血虚、心神不宁而出现的胁肋疼痛，心烦不眠，或夜卧不安，舌红，脉数等。阴血亏虚明显者，加阿胶，名曰胶枣逍遥散。

三十五、棱莪逍遥散

组　　成： 逍遥散加三棱、莪术而成。

功　　效： 具有疏肝解郁、活血破积之功。

适用范围： 适用于肝郁不疏、气血郁滞而致的积聚、癥瘕、心腹胀痛、痞食不消、妇女血瘀经闭等。

三十六、龙牡逍遥散

组　　成：逍遥散加龙骨、牡蛎而成。

功　　效：具有疏郁敛阴、涩精止血之功。

适用范围：适用于肝郁不疏、情志不遂、思虑孤独而致的情志抑郁、耳鸣、健忘、遗精早泄、自汗盗汗、带下崩漏等症。

三十七、保和逍遥散

组　　成：逍遥散合保和丸而成。

功　　效：具有疏肝解郁、消食和胃之功。

适用范围：适用于脾虚肝郁、又伤饮食而致的胁腹胀满、嗳腐吞酸、恶食呕逆、苔腻脉滑者。

三十八、香附逍遥散

组　　成：逍遥散加香附而成。

功　　效：具有疏肝开郁、调理气血之功。

适用范围：适用于肝气郁滞、气血不利而致的胸胁胀满、月水不行、少腹胀痛、崩漏带下等。兼有胁肋刺痛，则加用延胡索，名为香附止痛逍遥散。若因气郁血凝较甚，兼见舌质紫暗或有斑点者，加用桃仁，名香桃理气逍遥散。若兼有食郁者，加用神曲，名香曲化食逍遥散。

三十九、二妙逍遥散

组　　成： 逍遥散合二妙散而成。

功　　效： 具有疏肝解郁、清利湿热之功。

适用范围： 适用于肝气不疏、湿热内蕴而致的胸胁乳房胀痛、心烦发热、五心烦热、带下黄白等。

四十、三甲逍遥散

组　　成： 逍遥散加鳖甲、龟甲、穿山甲而成。

功　　效： 具有疏肝解郁、软坚散结之功。

适用范围： 适用于气滞血瘀所致的癥瘕、积聚等。

四十一、寿胎逍遥散

组　　成： 逍遥散加续断、桑寄生而成。

功　　效： 具有疏肝理气、益肾安胎之功。

适用范围： 适用于妊娠肝气不疏、胎动不安，亦可用于肝肾不足、肝气郁滞、肾气虚损，而见胸胁乳房胀痛，腰酸腿软，盗汗，健忘失眠等。若肝肾虚甚，偏于阳虚者，以杜仲易续断，名固胎逍遥散。

四十二、四香逍遥散

组　　成：逍遥散加茴香、木香、丁香、沉香而成。

功　　效：具有疏肝解郁、降逆理气之功。

适用范围：适用于肝气不疏、气逆上冲而引起的胁肋胀痛、多怒易急等。

四十三、醒脑逍遥散

组　　成：逍遥散加石菖蒲、郁金而成。

功　　效：具有解郁醒脑之功。

适用范围：适用于平素情志抑郁不解，而致痰瘀蒙蔽清窍，出现癫痫，神昏，肢体麻木或不用，胸腹胁肋诸痛。

四十四、甘麦大枣逍遥散

组　　成：逍遥散合甘麦大枣汤而成。

功　　效：具有养血宁心安神、疏肝益脾解郁之功。

适用范围：适用于肝郁脾虚、心神不安，症见精神抑郁，悲伤欲哭，不能自言，睡眠不安，甚至言行失常，呵欠频作，舌红少苔。

四十五、强筋逍遥散

组　　成：逍遥散加木瓜、牛膝而成。

功　　效：具有疏肝解郁、养血柔筋之功。

适用范围：适用于肝气郁滞、脾失健运、生血化源不足而致的血不养筋，经常腿抽筋者。

四十六、银翘逍遥散

组　　成：逍遥散加银翘散而成。

功　　效：具有疏肝理气、疏解表邪之功。

适用范围：适用于肝气郁滞，气机不畅，又遇风热之邪，内外兼病而致发热恶寒，不思饮食，胸脘痞闷等。

四十七、杏苏逍遥散

组　　成：逍遥散合杏苏散而成。

功　　效：具有疏肝理气、宣肺平喘之功。

适用范围：适用于肝气不畅，多年咳嗽气喘致使机体升降失调之证，症见咳嗽气喘，胸闷胁痛，脘痞不食等。

四十八、玉屏逍遥散

组　　成：逍遥散合玉屏风散而成。

功　　效：具有疏肝解郁、益气固表之功。

适用范围：适用于情志不遂，身体虚弱经常感冒之人。

四十九、暖肝逍遥散

组　　成：逍遥散加乌药、木香、青皮、小茴香、高良姜、槟榔、川楝子而成。

功　　效：具有疏肝理气、温经散寒之功。

适用范围：适用于肝气不疏、寒滞血脉而致的疝气等。